オールカラー

# 認知症患者さんの 病態別 食支援

## 安全に最期まで食べるための道標

大阪大学大学院歯学研究科 准教授
**野原幹司**

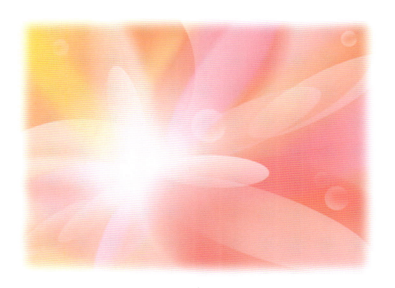

JN205109

MC メディカ出版

## 序にかえて

　私事であるが認知症患者さんの嚥下障害に向き合って 20 年近くが過ぎた．長いようで短い年月であるが，その間，自分なりに真摯に取り組んできたつもりである．しかし，はじめのうちは「患者さんを何とかしたい！」という熱さだけで，目の前の誤嚥や肺炎への対応に追われていたように思う．それはそれで，それなりに成果を上げられたが，予期せぬ誤嚥性肺炎が起きたり，提案したケア方法がまったく奏効しなかったり，行き当たりばったりで継ぎはぎばかりの臨床であった．

　そんなもがき苦しむ日々のなか，あるとき自分が患者さんを「認知症」とひとくくりにしてしまっているということに気づいたのである．振り返ってみるとアルツハイマー型認知症はアルツハイマー型の嚥下の特徴があり，レビー小体型認知症はレビー小体型の特徴を有しており，その他認知症も原因となる疾患によって特徴が異なっていた．その病態に基づいた嚥下診療を意識したところ，急に視界が晴れ，患者さんの予後を広く遠くまで見渡せる感覚になったことを鮮明に覚えている．それ以来，私の臨床は大きく変わった．

　本書は，そのような経験をもとに，臨床で得た印象と国内外の論文を参考にしつつ，教室員や臨床仲間とディスカッションしながら，病態別の嚥下の特徴や予後を体系立てて「見える化」したものである．私と一緒に切磋琢磨してきた仲間との「集合知」が，この本には詰め込まれている．

　「病態別対応」はいわば平均値であり，その疾患の特徴や今後どのような経過をたどるかを広く見渡すためのマクロの視点を与えてくれる．しかし，臨床はマクロの目だけでは立ち行かない．「個別対応」という個々の患者さんの性格や習慣を深く読み取るためのミクロの視点も必要となる．臨床では，このマクロとミクロの両方の視点が重要であり，その両方を自由に行き来することが最適なケアにつながる．この本は，ミクロの視点を補いつつ，マクロな視点からの食支援について書いた画期的な（自画自賛）ものである．

　正直なところ本書を完成させるのは大変な負荷であり，途中何度か心が折れかけた．でも，なんとか完成までこぎつけられたのは，「食支援格差を無くしたい」という思いである．私の外来には遠方から多くの患者さんが来られるが，ここまで来なくていいように，全国に「認知症患者さんの食支援」が広まってほしいという祈りに近い願いである．本書は全国に散らばる種となるであろう．この本を手にした皆さんが種に水をやり，全国で食支援の花を咲かせてほしい．

　人生の最終章を迎えた認知症患者さんの生活を彩れるのは「食」である．

2018 年 6 月

野原幹司

# CONTENTS

序にかえて……iii

## 第1部 はじめに 施設や在宅の食の現状 1

**1** 高齢者のケアの現場から……2

**2** 摂食嚥下リハビリテーション……2

**3** 在宅や施設の高齢者の嚥下の特徴……4

**4** 食からみた認知症……6

**5** 認知症を理解する……8

## 第2部 認知症別食支援 15

### 第1章 アルツハイマー型認知症 ●「食べない」認知症 16

**1** アルツハイマー型認知症の中核症状……17

**2** アルツハイマー型認知症の周辺症状……20

**3** アルツハイマー型認知症の食支援……22

**4** アルツハイマー型認知症の経口摂取機能の推移……35

### 第2章 レビー小体型認知症 ●「誤嚥する」認知症 38

**1** レビー小体型認知症の中核的特徴……39

**2** レビー小体型認知症の支持的特徴……43

**3** レビー小体型認知症の食支援……47

**4** レビー小体型認知症の経口摂取機能の推移……54

### 第3章 血管性認知症 ●「多彩な症状を示す」認知症 57

**1** 血管性認知症の特徴……57

**2** 血管性認知症の分類……58

**3** どのタイプの血管性認知症？〜ケアのポイント……67

**第4章 前頭側頭型認知症** ●「ケアが難しい」認知症 ─────── 70

**1** 前頭側頭型認知症の中核的特徴……71

**2** 前頭側頭型認知症の支持的特徴……73

**3** 前頭側頭型認知症の障害と食支援……76

**4** 前頭側頭型認知症の経口摂取機能の推移……81

## 第3部 誤嚥と誤嚥性肺炎 85

**1** 誤嚥と誤嚥性肺炎〜正しく理解してケアに生かす……86

**2** 誤嚥性肺炎の予防〜侵襲を減らすアプローチ……91

**3** 誤嚥性肺炎の予防〜抵抗をあげるアプローチ……104

## 第4部 食に関わる薬剤 ムセる，食べないのは薬のせい? 111

**1** 嚥下機能に影響を与える薬剤……112

**2** 食行動や食欲に影響を与える薬剤……120

## 第5部 終末期の対応 127

**1** 認知症の終末期……128

**2** 終末期の食支援……128

**3** 認知症終末期における経口摂取の重要性……131

**4** 認知症終末期の誤嚥の考え方〜ケアの視点から……133

**5** さいごに〜終末期の食支援……137

索 引……140

著者紹介……145

第**1**部

# はじめに
施設や在宅の食の現状

## 1　高齢者のケアの現場から

「○○さん！　ちゃんと口開けて！　しっかりと飲みこんで！」

　高齢者施設の食事場面でよく聞こえてくる声です．口を開けてくれない，口に食べ物を溜めて飲みこまない，ゲホゲホとムセながら食べているなどなど，施設に限らず病院や在宅においても，そのような食事の介護者は苦労が絶えません（図1）．

　介護者に「大変な介護の内容」のアンケートを取ると，必ず上位にくるのが食事，入浴，排せつの3つです．入浴や排せつ介助も重労働であり確かに大変だと思いますが，食事の介助は他の2つとは異なり，うまくいかないと低栄養や肺炎の原因となり，生命予後に直結するため心理的に非常に消耗するものです．

　食事がうまくいかない高齢者の家族にとっては，介助の大変さだけではありません．「食べる量が減った」「食事のたびにムセる」といった症状は，食べてくれないイラ立ち，予後が分からない不安感，死への恐怖といったさまざまな思いへとつながります．また，家族には「食べてほしい」という強い思いがあります．「食べる」という行動を見て，その高齢な家族の生命を感じ取っているのかもしれません．

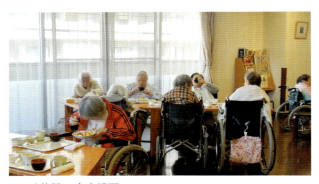

**図1｜施設の食事場面**
施設には食事時にさまざまな介助を必要とする高齢者がいます．

## 2　摂食嚥下リハビリテーション

　食べ物を口に入れて飲みこむ動作のことを摂食嚥下もしくは単に嚥下といいます．そして，それが障害された場合を摂食嚥下障害もしくは嚥下障害といいます．嚥下障害と聞くと，食べたものがノドから食道ではなく気管に入る「誤嚥」を思い浮かべるかもしれませんが，誤嚥だけが嚥下障害の症状ではありません．食べない，食べこぼす，丸飲みなど，口から食べるという嚥下動作のうちのどこか一つでも障害された状態を嚥下障害といいます（表1）．高齢者ではこの嚥下障害があるため食事の介助が非常に難しく，大変な介護となります．

　嚥下障害を改善するために行われるのが，「摂食嚥下リハビリテーション（嚥下リハ）」で

**表 1 | 嚥下障害の具体的な症状**

- ムセる
- 食べない
- 食べこぼす
- 丸飲み
- 食事に時間がかかる
- 口に溜める
- ノドがゴロゴロ鳴る
- ノドにつかえる
- 食べるペースが早い
- よだれが出る
- 飲みこめない
- 薬が飲めない
- 窒息
- 誤嚥
- 胃食道逆流

など

す．この言葉はどこかで耳にしたことがあると思います．最近はメディアでも取り上げられることが増え，かなり広く知られるようになってきました．

　では嚥下リハというとどういうイメージでしょうか？　嚥下リハといえば「訓練をして嚥下機能を改善させる」ということをイメージする方も多いかもしれません．

## 1）訓練すれば嚥下障害が改善する？

### 「嚥下訓練をお願いします！」という家族　CASE STUDY

　家族から「最近，水分でムセるようになったので診てほしい」という訴えで病院を受診されました．嚥下内視鏡を使って嚥下機能を調べたところ水分は少量の誤嚥がありましたが，とろみをつけると誤嚥なく嚥下できていました．その検査結果をもとに「これから水分にはとろみをつけましょう」という説明をし，家族にも理解をいただき診察を終わろうとしていたところ，家族から「先生，嚥下訓練は何をすればよいですか？」という質問がありました．その時は，正直ちょっと困ってしまい，お茶を濁すような返答をしてしまったのを覚えています．なぜ返答に困ったかというと，その患者さんは95歳で寝たきりのアルツハイマー型認知症だったのです．

　これが手足の機能障害であれば，家族も訓練とは言わなかったかもしれません．95歳で寝たきりのアルツハイマー型認知症の患者さんに対して，「訓練すれば歩けるようになる」とは家族もなかなか考えないでしょう．でも，私の経験では「嚥下障害は訓練で改善する」と思っている家族が多くいます．ではなぜこれほどまでに「嚥下リハ＝訓練」というイメージが広まっているのでしょうか．

## 2）嚥下リハの歴史

　「嚥下リハ＝訓練」というイメージが定着した理由の一つは，嚥下リハという学問・臨床が行われてきた歴史にあります．

　**これまでの嚥下リハは，どちらかというと脳卒中の回復期*** 

*脳卒中は発症後数週間の「急性期」，6か月後までの「回復期」，6か月以降の「慢性期（維持期・生活期ともいう）」の3つの期に分けられます．

003

の嚥下障害を中心にして発展してきました[1]．脳卒中になり急性期病院に運ばれ，手術や点滴などで全身状態が落ち着いたあとに，脳卒中後の後遺症の回復を期待して行われるのが「回復期のリハ＝訓練」です．後遺症には嚥下障害も含まれますので，嚥下障害も回復を期待して嚥下訓練が行われます．この回復期をメインのステージとして，嚥下リハはさまざまな対応法や訓練法が編み出されてきました．それを機に嚥下リハは広まり，目覚ましく進歩し，今の嚥下リハの礎を築いたともいえます．始まりが「嚥下訓練」だったため，これが嚥下リハのイメージとして広まり定着したのでしょう．

## 3 在宅や施設の高齢者の嚥下の特徴

### 1）嚥下訓練できる？ 効く？

では施設や在宅の高齢者を思い出してください．訓練が効くでしょうか？ それよりもまず訓練をしてくれるでしょうか？ 一部の高齢者は可能かもしれません．しかし，嚥下障害を呈しているような方が難しい訓練手技を理解してやってくれるでしょうか？

**施設や在宅の高齢者の嚥下障害を訓練で回復させることは非常に困難です．**

一つ目の理由は，施設や在宅にいる高齢者の多くは回復期ではなく，慢性期（維持期）であるということです．回復期が終わり，その名の通り症状が慢性化した状態です（図2）．一般に慢性期まで残った後遺症を訓練で改善させるのは非常に困難となります．手足の麻痺で考えてみましょう．脳卒中後数年経過している手足の麻痺を，訓練だけで改善させるのが難しそうなことは想像がつくでしょう（図3）．嚥下障害も同じです．慢性期まで残った嚥下障害を訓練でみるみる回復させるのは困難です．

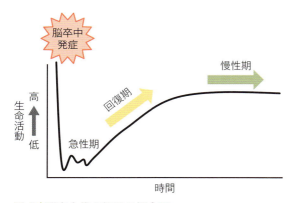

**図2｜脳卒中後の経過の概念図**
急性期や回復期は，今障害があったとしても，その後の回復が期待できます．慢性期では著しい改善は期待できません．

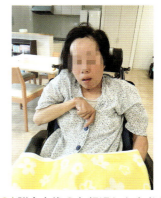

**図3｜脳卒中後3年経過した患者さん**
右上肢に麻痺（痙性）がみられます．3年が経過して残存している麻痺を訓練のみで改善するのは困難です．

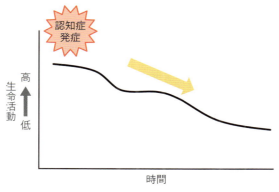

**図4｜認知症の経過の概念図**
認知症は徐々に症状が悪化していく進行性の疾患です．脳卒中後とは経過が大きく異なります．

　もう一つ大きな理由があります．それは本書のテーマである認知症の高齢者が多いということです．認知症高齢者は意思疎通が困難なことが多く，訓練の指示がうまく伝わりません．訓練などに対する意欲がなくなるのも認知症の症状です．訓練は継続して初めて効果がみられるものですが，**認知症高齢者ではその継続が難しくなるため，嚥下訓練の適応になりません．**

　それ以上に重要なのは，**認知症の多くは進行性の疾患である**ということです（図4）．いろいろな捉え方がありますが，認知症は医学的にはだんだんと機能が低下していく病気であり，**認知症によって生じる機能低下は訓練で抗えるものではありません．**

　ただし慢性期や認知症であっても訓練が奏効することがあります．それは，嚥下機能に廃用*を生じているときです．例えば長期にわたって口から食べることを禁止されていた認知症高齢者においては，「認知症による嚥下障害」と「廃用による嚥下障害」を生じています．このときは**廃用に対しては訓練が効きます．**でも，何度も言うようですが，廃用の部分は回復させられても，認知症によって悪化した部分は訓練では改善できません．

＊過度の運動制限などをすることによって，筋力が衰えてしまい，本来であればできるはずのことができなくなることです．

> **column　訓練で回復できない，機能低下を止められない**
>
> 　ALS（筋萎縮性側索硬化症）という病気をご存知でしょうか？　徐々に全身の筋力が低下していき，最終的には呼吸筋の機能も低下して死に至るという残念ながら現代医療では治療法がない病気です．もしALS患者さんのケアにあたったことがあれば，ALSでみられる筋力低下を訓練で食い止めることは不可能であるということは想像できると思います．極論をいえば認知症もALSと同じ進行性の疾患ですので，認知症によって生じた嚥下機能低下を訓練で改善させることは不可能であり嚥下訓練の適応になりません．

## 2）在宅や施設の高齢者の嚥下リハ

嚥下訓練が奏効しないとなると……少しがっかりされるかもしれません．

では嚥下訓練ができないからといって，まったく手立てがないかというと，そうではありません．**できること，してあげられることは山ほどあります．**

嚥下訓練ができないからといって，ずっと食事を楽しめないかというと，そうではありません．**口から食べられなかった高齢者でも食べられるようになり，肺炎を繰り返していた高齢者でも肺炎の頻度を減らすことができます．**

慢性期や認知症の高齢者においては，機能の回復ではなく維持や低下を予防するために訓練が行われることもありますが，メインは訓練ではありません．嚥下障害を「訓練で改善する」のではなく，メインとなるのは**「機能に合わせた食事を選ぶ」「ムセにくい姿勢を見つける」といった「食支援」の考え方**です．訓練をしないとリハっぽくないかもしれませんが，リハビリテーションの概念は広く，いろいろと工夫することで快適に生活できるように支援すること，快適に社会生活を営めるようにすること，これらもリハビリテーションに含まれます．訓練ができなくても食支援を駆使すれば安全に口から食べ続けることができます．

本書では認知症患者さんの食支援について臨床エピソードを交えつつ解説していきます．その手技や方法は，認知症高齢者だけでなく，訓練で改善できない脳卒中慢性期や他の神経筋疾患の嚥下障害患者さんにも応用できるものが多々あります．そのような患者さんのケアにあたられている方はぜひ参考にしてみてください．

## 4　食からみた認知症

### 1）認知症高齢者の現状

超高齢社会*を迎えた日本では，認知症高齢者は爆発的に増えています．高齢者（65歳以上）の約4人に1人は認知症もしくはその予備軍という報告もあります．では，その大勢の認知症高齢者はどこで生活しているのかというと……病院ではありません．一部の精神科には認知症高齢者が長期にわたって入院していますが，ほとんどは施設や在宅で，さまざまな症状に困りながら生活しています．とある調査では施設入所高齢者の95%以上が認知症であるという報告もあります[2]．**認知症ケアの最前線は，病院ではなく施設や在宅なのです．** といっても，その最前線で肺炎や骨折などが生じてしまった場合には，急性期病院に入院になりますので，最近は急性期病院でも認知症高齢者への対応が課題となっています．

> ＊WHO（世界保健機構）の定義では，全人口に占める65歳以上の高齢者の割合が7〜14%を高齢化社会，14〜21%を高齢社会，21%以上を超高齢社会といいます．日本は2007年に世界に先駆けて超高齢社会になりました．

## 2）認知症は進行性の病気〜キュアからケアへのパラダイムシフト

認知症の症状が徐々に進んでいくことは皆さんご存知だと思います．現代の医学では，進行を一時的に遅らせることはできますが，止めることはできません．もちろん，治すこともできません．いろいろな解釈もありますが，医学的には認知症は進行すると死に至る病気です．

認知症が進行性ですので，それにまつわる障害や機能低下に対しては訓練や機能回復という概念ではなかなか太刀打ちできません．機能「維持」や廃用の予防には訓練はある程度効果を発揮しますが，訓練で機能「回復」を目指すと，本人だけでなく，介護者や医療者も消耗し，無力感を味わうことになります．そこでポイントとなるのは，「キュアからケアへ」というパラダイムシフトです．すなわち**認知症の嚥下リハは，訓練・機能回復を主体とした「キュア＝治療」という考え方ではなく，「ケア＝介助・支援」という考え方にシフトする必要があります**（図5）[3]．嚥下機能を回復させることを目的にリハを行う（キュア）のではなく，現在の機能を最大限に引き出しつつ，安全に経口摂取できるように介助・支援する（ケア）ことが求められています．

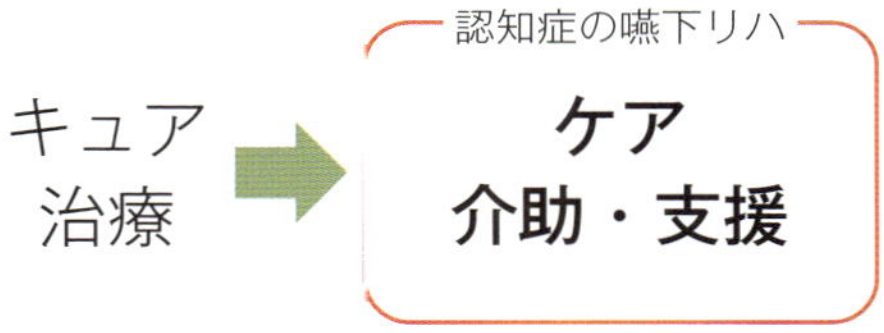

**図 5｜キュアからケアへのパラダイムシフト**
認知症の嚥下リハは「キュア＝治療」よりも「ケア＝介助・支援」が求められます．

## 3）認知症高齢者の家族の思い

### 治してほしい？　納得したい？　　CASE STUDY

私の外来には遠方からも認知症患者さんが来院されます．来院されるといっても簡単なことではなく，公共交通機関を乗り継いだり，車を長距離運転したりして，家族が懸命になって患者さんを外来まで連れて来られます．

重度の嚥下障害がある認知症患者さんが，家族に連れられて私の外来を受診されました．「もっと食べられるようにしてほしい」「胃瘻を抜きたい」と家族は強く訴えられたのですが，認知症患者さんの認知症に起因する嚥下障害を私は治すことができません．私は家族の「治してほしい」という訴えに応えられない自分の無力さを感じつつ，できるかぎりのキュアは行うが目立った改善は見込めないこと，キュアではなくケアが必要であることを話し，その患者さんの認知症の原因疾患や現在の進行段階を説明しました．

そうすると，その家族は「それだったら仕方がないですね．納得できました」と言って，すっきりとした表情で帰って行かれました．患者さん家族の訴えには応えられず，嚥下障害は治っていなかったのですが……．

「認知症の嚥下障害は治らない」ということを，家族も日々のケアの場面などからうすうすは感じられているのでしょう．病院にかかる時の訴えは「治してほしい」という表現になりますが，その裏にある「納得したい」というのが真の訴えのことも多いようです．

私たち**専門職の仕事は治すことだけでなく，「なぜ食べられないのか」という医学的な背景を持ったストーリーを見つけ，時には紡ぎだし，患者さんの家族に提示すること**なのかもしれません．**「もし何かできることがあればしてあげたい……でもそれがないのであれば納得したい」というのが認知症高齢者の家族が潜在的に持つ感情であり，それを一緒に話をしながら顕在化させてあげることが認知症高齢者の嚥下治療の一つのゴールになります．**

＊　　　＊　　　＊

「なぜ食べられないのか」を説明できるようになるには，こちらが認知症の病態をしっかりと理解しておかなければなりません．また，患者さんごとに適切なケアを提供するためにも病態理解は必須です．では具体的に認知症の病態についてみていきましょう．

## 5 認知症を理解する

### 1) 認知症とは

「認知症」という言葉は非常に一般的になり，実際に介護している家族だけでなく，それ以外の方々にも大きく広まってきました．小学校でも認知症サポーターの養成講座が開かれるようになっています．でも，「認知症」という言葉は聞いたことがあり口にしたこともあるけれども，いざ「認知症」を説明しようとすると難しいのではないでしょうか？

認知症は，「後天的に脳が障害を受けることによって，いったん正常に発達した知能が低下した状態」のことをいいます．医学的には，知能のほかに記憶，見当識＊を含む認知機能の障害や人格障害を伴った症候群として定義され，一般的には，個人生活を営むうえでの思考能力，知能の低下のことをいいます．

> ＊現在の年月や時刻，自分がどこに居るかなど基本的な状況把握のこと．

### 2) 認知症の有病者数

日本の高齢者人口は年々増加傾向にあり，65 歳以上の高齢者の割合は 2016 年には約 26％を超え，超高齢社会となっています．その影響もあり，認知症の患者さんも爆発的に増加し，厚生労働省の調査では，認知症を発症している患者さんは 2012 年の時点で約 462 万人存在することが明らかとなりました．この数からすると 65 歳以上の高齢者の約 15％が認知症を発症しているという計算になります．それ以外に認知症の前段階と考えられている軽度認知障害（MCI）も約 400 万人いると推計されており，認知症の患者さんは，前段階も合わせると約 862 万人存在するということになります（図 6）．この 862 万人という巨大な数は，「認知症」という病態を，認知症を専門とする医療者のみが知っていればよいとい

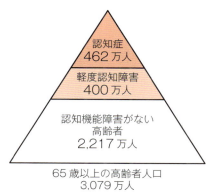

図6｜認知症の有病者数

高齢者の約3.6人に1人は認知症もしくはその予備軍という計算になります．

うものではなく，高齢者医療・介護に携わる全職種・家族が必須の知識として身につけておく必要性があることを示しています．

> **column　約862万人**
>
> 　2014年の厚生労働省の「患者調査」によると，高血圧性疾患の患者数が1,011万人，糖尿病317万人，高脂血症206万人，がん163万人，脳血管疾患118万人という結果となっています．それらと比べても認知症の患者数は多いことが分かります．

### 3）認知症は病名ではない？

　混乱を招くかもしれませんが，ここで重要なポイントを解説します．認知症は「病名」ではないということです．ここだけ聞くと，「病名じゃないの？」とアタマにハテナが浮かんだかもしれません．

　有病者数が示され，メディアでも認知症の特集が組まれ，あたかも一つの病気を表す言葉のように思われますが，認知症は厳密には一つの病気を表すのではなく，ある状態を指す「症状名」なのです．どういうことかというと，脳の障害などをきたす「原因疾患・病気」があり，その結果として生じる認知機能の低下を「認知症」とくくっているのです．

　実は**認知症の原因疾患によって嚥下障害の症状はまったく異なります．**「認知症」とひとくくりにして画一的に同じケアを提供していると，ある患者さんには効果があったけれども，原因疾患が異なる患者さんには逆効果ということだってあるのです．**認知症患者さんのケアは「原因疾患・病態に基づいたケア」が基本です．**その基本をもとに，あとは個々の患者さんに合わせた個別のケアを追加していくイメージです．

## 4）四大認知症

　認知症には原因疾患があることは理解していただけたと思いますが，その認知症の原因となる疾患・病態は70以上あるといわれています（表2）[4]．そのなかでも多いのがアルツハイマー型認知症，レビー小体型認知症，血管性認知症，前頭側頭型認知症で，これら4つを「四大認知症」とよび，全認知症の約9割を占めます．

　アルツハイマー型認知症とレビー小体型認知症，前頭側頭型認知症は，変性性認知症*に分類される進行性の認知症です．一方，血管性認知症は脳卒中などによって生じる認知症であり，

> ＊脳の神経細胞が徐々に壊れていくために症状が進行していく認知症．

**表2｜認知症の原因疾患**

**1. 中枢神経系変性疾患**
　アルツハイマー型認知症
　前頭側頭型認知症
　その他の前頭側頭葉変性症
　レビー小体型認知症
　パーキンソン病
　進行性核上性麻痺
　大脳皮質基底核変性症
　ハンチントン病
　グアムと紀伊半島のパーキンソン認知症複合
　脊髄小脳変性症

**2. 脳血管障害**
　多発性皮質梗塞
　多発性ラクナ梗塞
　ビンスワンガー病
　脳出血，くも膜下出血
　遺伝性・家族性脳血管障害

**3. 代謝性疾患・内分泌疾患**
　肝性脳症
　遷延性低血糖
　尿毒症性
　電解質異常
　低酸素症
　下垂体機能低下症
　甲状腺機能低下症
　副甲状腺疾患
　クッシング症候群
　アジソン病
　ウィルソン病

**4. 栄養欠乏症**
　ウェルニッケ・コルサコフ症候群（ビタミン
　　B₁欠乏症）
　ペラグラ（ニコチン酸欠乏症）
　亜急性脊髄連合変性症（ビタミンB₁₂欠乏症）
　アルコール関連疾患
　Marchiafava-Bignami症候群

**5. 薬物，中毒**
　重金属
　一酸化炭素
　神経系作用薬
　その他の薬物

**6. 脳神経外科的疾患**
　脳腫瘍
　頭部外傷
　慢性硬膜下血腫
　特発性正常圧水頭症，水頭症

**7. 感染症**
　脳膿瘍
　脳髄膜炎
　梅毒
　HIV感染症
　進行性多巣性白質脳症

**8. プリオン病**
　クロイツフェルト・ヤコブ病
　ゲルストマン・ストロイスラー・シャインカー
　　症候群

**9. 自己免疫性・炎症性疾患，脱髄疾患**
　膠原病，血管炎，サルコイドーシス
　ベーチェット症候群
　辺縁系脳炎，傍腫瘍症候群
　多発性硬化症，急性散在性脳脊髄炎

**10. 精神疾患（偽認知症）**
　躁うつ病
　統合失調症

脳卒中などのイベントがなければ進行しないと考えられています．しかしながら，血管性認知症の多くの原因はラクナ梗塞*と白質病変[2*]であり，その2つは徐々に増加・拡大していくものですので，そういう意味では血管性認知症も進行性の性質を持っています[5]．すなわち，**認知症患者さんと向き合う時は，その多くが「進行性」であるということを心しておかねばなりません．**

> *脳の深い部分（大脳基底核や橋など）にできる直径1.5cm以下の小さい梗塞．自覚症状なく生じることも少なくありません．
> [2*]脳の深いところの白質にみられる虚血性変化．白質には主に神経線維が含まれており，それらが変性することによって生じます．

### 5) 認知症の原因疾患を調べる時の注意点

認知症の原因疾患によって出現する嚥下障害の症状は異なります．そのため，認知症患者さんの嚥下リハを進めていくには，原因疾患による嚥下障害の特徴を知っておく必要があります．第2部では四大認知症の嚥下障害の特徴および対応法について臨床例をあげつつ詳しく説明していきます．

ここで注意すべき点があります．カルテや診療情報提供，フェイスシートなど様式はさまざまですが，それには「病名（ここでは病名・症状名の両者が含まれます）」が書いてあると思います．思い出してみてください．「アルツハイマー型認知症」や「血管性認知症」と書いてある場合もありますが，なかには「認知症」とだけ書いてあるのを見たことがないでしょうか．そこで疑問に思いませんか？　「認知症って，いったい原因疾患は何なのだろうか？」と．

ある調査では，施設入所認知症患者の4割が原因疾患の記載がないということが示されました．疾患別対応をしようと思っても多くの認知症患者さんの原因疾患が診断されていないのです．また，認知症の原因疾患の診断は難しいところがあり，認知症専門医以外が診た場合には，アルツハイマー型認知症と記載してあっても，実際はレビー小体型認知症であったり血管性認知症であったりすることもあるのです．加えて，主治医がレビー小体型認知症や血管性認知症だと分かっていても，薬を処方するためにアルツハイマー型認知症という診

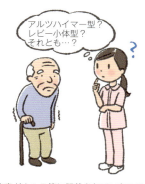

認知症の原因疾患がカルテ等に記載されていないことも多いため，生活をみて疾患を推察する必要があります．

断名をつけていることもあります（ガランタミンやリバスチグミンはレビー小体型認知症や血管性認知症の一部にも有効ですが，アルツハイマー型認知症の病名がないと処方できません）.

「カルテなどの病名が信用できないとなるとどうすればよいか分からない. 全員が認知症専門医を受診すればよいの？」という声も聞こえてきそうですが……その必要はありません. **生活現場を知っている人が，生活をみて，その特徴から原因疾患を推察してください.**「原因疾患を推察するのであれば脳のCTやMRI*を撮らないと！」と思われるかもしれませんが，原因疾患の推察で大切なのは脳の画像を見るよりも「生活をみること」です.

> *脳の断層（輪切り）撮影の方法. CTは放射線被曝はあるが撮影時間は短い，MRIは被曝はないが撮影時間は長いのが特徴です. 脳を詳しく見るには一般にはMRIの方が優れていますが，上記特徴のため場合によって使い分けられます. その他にも認知症の原因疾患を調べる画像検査にはSPECTやDaTscanなどがあります.

ここで重要なのは「診断」をすることではありません. あくまで**「推察」**です. 診断は医師の仕事ですので，医師以外の職種の人が「あなたはレビー小体型認知症です」と診断してはいけませんが，認知症患者さんの生活をみて「あの患者さん，病名に認知症しか書いてないけど典型的なアルツハイマー型っぽいよね」とか「アルツハイマー型って書いてあるけど，レビー小体型の雰囲気があるよね」と介護者間で会話するのはアリです. そういう現場での推察ができるようになるとケアの質が格段に向上します. 原因疾患の特徴に基づいたケアができるようになるからです. これは認知症のケアという複雑系に取り組むにあたり，非常に大きなアドバンテージになります. 本書では，それら推察ができるようになるためのエッセンスがちりばめられています. ぜひ習得して実践してみてください.

### 6）原因疾患を知るとケアが変わる

原因疾患の特徴に基づいたケアのアドバンテージについて，一つ例をあげて説明したいと思います.

食事を食べ始めないアルツハイマー型認知症の患者さんがおられたとします. 食事を食べてくれないと低栄養が心配になります. 体重も減ってくるかもしれません. そんなことより，食べ終えてくれないと後片づけもできませんし，施設などでは食後にあるレクリエーションの準備にも響いてきます. そういう時に「食べない」という行動に対してどう思うでしょうか？ 「食べない」というのが何度も続くと「問題行動」ととってしまう介護者もいるかもしれません.

そこでアルツハイマー型認知症の症状を調べてみると，失認[2]や注意障害[3]といった特徴があることが分かります. そういう目で食べない理由をよく観察してみると……着けているエプロンの模様が，失認のために模様に見えずに気になっているの

> [2]*見えているものが何か理解できなくなる状態（p.18 参照）.
> [3]*いったん気になると他に注意を向けられくなる状態（p.18 参照）.

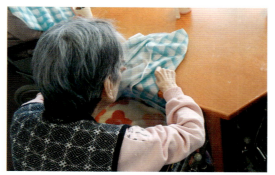

**図7 | アルツハイマー型認知症の一例**
失認と注意障害のため、エプロンの模様が気になって食事が始められません。

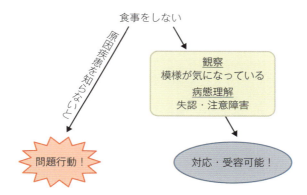

**図8 | 認知症患者さんの行動をどのように受け止めるか**

かもしれません。注意障害があるために模様をずっと触り続け食事を食べ始められないのかもしれません（図7）。そうなると、おのずと「エプロンを無地のものにしよう」などの対応法は見えてくるはずです。仮に対応法が見つからなくても、疾患の特徴を知っていると「模様が気になって食事がスムースに進まないのか。病気だから仕方ない」といった受容ができるようになります。

このように**「食べない」という行動がみられたとき、原因疾患を知らないと「問題行動」となり、原因疾患を知れば「対応・受容できる行動」に変化します**（図8）。これが「原因疾患を知ってケアを行う」ということです。認知症患者さんを変えることは至難の業です。しかし、介護者は変わることができます。原因疾患を知り、私たちが変わることで最適なケアが提供できるようになりましょう。

では、第2部で嚥下や食からみた四大認知症を詳細に解説していきます。

**column** **四大認知症以外の疾患も忘れずに**

　忘れてはならないのは四大認知症が認知症のすべてではないことです．本書で解説する四大認知症以外にも認知症を示す疾患があります．四大認知症も明確に区別できるわけではなく複数の認知症の原因疾患が合併することもあります（アルツハイマー型認知症と血管性認知症の合併など）．

　そう聞くと「すべての原因疾患の認知症を学ばないと…」と思われるかもしれませんが，認知症の食支援の基礎として四大認知症に分けて学ぶことは非常に意義があります．四大認知症について学べば，他原因の認知症や複数疾患が合併した認知症にも対応できるようになります．

**参考文献**

1）藤島一郎ほか．脳卒中の摂食嚥下障害　第3版．東京，医歯薬出版，2017，400p.
2）厚生労働省．"5. 介護保険施設の利用者の状況"．平成28年介護サービス施設・事務所調査の概況．2016，16-9.
3）野原幹司．"1章 摂食・嚥下リハビリテーション"．認知症患者の摂食・嚥下リハビリテーション．野原幹司編．東京，南山堂，2011，2-5.
4）葛原茂樹．認知症とはなにか：overview．診断と治療．99（3），2011，412-8.
5）伊井裕一郎ほか．大脳白質病変を伴う認知症の考え方．老年精神医学雑誌．27（12），2016，1302-9.

第**2**部

# 認知症別食支援

# 第1章 アルツハイマー型認知症 ●「食べない」認知症

アルツハイマー型認知症はアルツハイマー病を原因として生じる進行性の認知症です．アルツハイマー病は，脳内に異常なたんぱく質がたまるために脳が徐々に萎縮していく病気です．ご存知のように最も多い認知症であり，認知症患者さんのうちの約半数はアルツハイマー型と見積もられています*（図1）[1]．

＊そのため認知症の代表例のようになり，メディアなどで「認知症の特徴」として取り上げられているものの多くはアルツハイマー型の特徴を指します．

患者さんを見たときの印象としては，どちらかといえばソワソワしており，周りの出来事に対してキョロキョロと目を向けている様子がうかがえます．この**ソワソワ・キョロキョロという印象が，アルツハイマー型認知症を見分ける一つの手がかりです**．

患者さんは自分がアルツハイマー型認知症であるという自覚が乏しいため，介護者からの干渉に拒否を示したり，介護者が行動を注意しても聞こうとしなかったりといった態度がみられます．アルツハイマー型の患者さんに接する時の基本は，**患者さんが言っていることやっていることをできる限り否定しないことです**[2]．行動が間違っていたとしても，行動を否定するのではなく，他に注意をそらせて紛らわせたり，指摘せずに受け流したりするのがよい接し方です．

疾患の大きな特徴としては，その名の通り「認知症」であり「身体症」ではありません．早期から認知機能の障害が出ますが，身体機能の障害が出現するのは病気がかなり進行してからであり，嚥下という身体機能も同様に終末期に近づくまで比較的保たれます．そのため，**嚥下や食に関する症状は誤嚥や肺炎よりも，「食べない」「食事に時間がかかる」といった食行動の障害が多くみられ**，誤嚥が問題となるのは終末期が近づいてからになります．

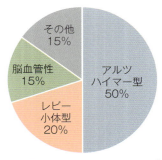

**図1｜認知症原因疾患の内訳**[1]
アルツハイマー型認知症が約半数を占めます．

## 1 アルツハイマー型認知症の中核症状

　中核症状とは，アルツハイマー病によって脳神経が壊れることで直接的に生じる症状のことをいいます．ですから，一部は薬剤＊で進行を遅くすることはできますが，**基本的には治せない症状です．**これら中核症状があるために，その影響で周辺症状や食行動の障害が生じます（図2）．

> ＊ドネペジル（アリセプト®など），ガランタミン（レミニール®），リバスチグミン（リバスタッチ®など），メマンチン（メマリー®）が使用されます．服用期間中は症状の進行を遅くすることはできますが，止めると本来の進行した病態に戻ります．
> 2＊近時記憶の障害といいます．
> 3＊エピソード記憶の障害といいます．

### ①記憶障害

　古い記憶よりも直前に起きたことを忘れるのが特徴です[2＊]．また，自分が経験した行動の内容ではなく，行動したこと自体を忘れてしまいます[3＊]．認知症でなくても数日前の食事の「内容」は忘れてしまうことがありますが，認知症でなければ「食事をしたかどうか」は覚えているものです．認知症では，この「食事をしたこと」自体を忘れてしまいます．食事が終わった直後に「食事はまだかな？」と聞いてくるというのはアルツハイマー型認知症でよく聞くエピソードですが，その行動も「食事をしたこと」自体を忘れてしまうことによります．

　さらに記憶障害が進むと食具・カトラリーの使い方を忘れるため，カトラリーを持つことができずに食事が始められなくなることがあります．その場合はカトラリーを持たせてあげるとよいでしょう．いったんカトラリーを手にすると身体は使い方を覚えているため，その後はスムースに食べます（p.23参照）．

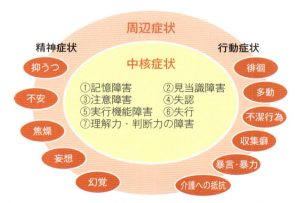

**図2｜アルツハイマー型認知症の主な中核症状と周辺症状**
アルツハイマー型認知症の症状は，「誰にでも生じる中核症状」と「中核症状が原因となり環境などに影響されて出現する周辺症状」とに分けられます．

②見当識障害

　現在の年月や時刻，自分がどこに居るかなど基本的な状況把握ができなくなります．アルツハイマー型認知症では障害が出る順序がほぼ決まっており，**進行するに伴って「時間→場所→人」の順で分からなくなります．**まず「今日が何月何日か．季節が何か」が分からなくなり，病態が進行すると「自分が今どこにいるか」が分からなくなります．さらに進むと「人」が分からなくなり，家族に対して『あなたは誰？』と言うことも出てきます．食事時に場所の見当識障害が出ると，今，自分がいるのが自宅なのか，施設なのか，レストランなのか，食事をしてよい場所なのかが分からなくなり，その結果，自宅や施設での食事を食べ始めないという行動となって現れることがあります．

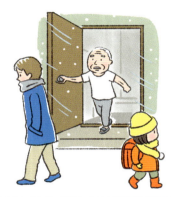

季節が分からなくなり，相応しくない格好で外出することもあります．

③注意障害

　アルツハイマー型認知症では記憶障害が有名ですが，注意障害もよく見られる症状です．注意力や集中力が低下する一方で，いったん気になるとそこから注意を逸らすことができなくなるという特徴があります．

　日常生活においてはさまざまな音・形から必要なものだけを拾いだす能力，相手の声を理解するために集中する能力，状況の変化に合わせて今の注意を解き放ち，新しい対象に注意を向ける能力などが障害されます[*]．車の運転の時のように，進行方向，道路標識，歩行者，ハンドル，アクセル・ブレーキなどにまんべんなく気を配るということが苦手になります．

④失認

　目や耳，鼻などに問題はないのに，それらを通して得た情報が脳に伝わらず認知できないことを指します．視覚の失認（空間認知機能の障害）が生じると空間や画像の認知が困難になり，絵や模様が理解できなくなります[2*]．加えて注意障害もあるため，食器やエプロンの模様に気を取られると，なかな

[*] 注意障害があるため，話しかける時は「目を見て，ゆっくり，短い文章で」が基本です．
[2*] 食器などの絵や模様を「汚れ」と認知して，指で擦って消そうとする行動がみられることもあります．

か食事を始められません（図3）．そのような時は模様のない食器やエプロンに変えると，スムースに食事ができるようになります．

### ⑤実行機能の障害

目標を設定し，計画を立てて，それを効果的に遂行することができなくなります．実行機能が障害されると，おかずと米飯を交互に食べることができなくなり，目の前の食器が空になるまで食べて，空になったら次の食器に移るといった食行動がみられることがあります（図4）＊．

＊この行動は「まんべんなく気を配ることができなくなる」という注意障害も関与しています．

### ⑥失行

物品を使用した複合的な動作ができなくなります．記憶障害だけであればカトラリーを持たせると食事ができますが，失行を生じているとカトラリーを手にしても使い方が分からないため，食事が始められなくなったり，手づかみ食べになったりします（図5）．

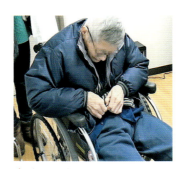

**図3｜ボタンが気になっている患者さん**
私の外来に来られた患者さんですが，診察の間ずっと服のボタンが気になって触り続けていました．
これが食事場面で出ると，食事に注意が向かず「食べない」という症状となって現れます．

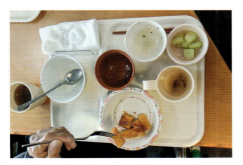

**図4｜実行機能障害・注意障害の症状**
いろいろな食事をまんべんなく食べるということができなくなり，目の前の皿が空になるまで食べ続け，空になったら次の皿の食事に移っていきます（米飯，みそ汁，小鉢の料理は空になっています）．

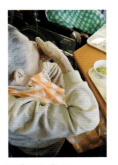

**図5｜手づかみ食べ**
記憶障害や失行のためにカトラリーを使えなくなると手づかみ食べになることがあります．
手づかみで食べられるものを提供することを検討します．

⑦理解力・判断力の障害

　物事を理解し，適切に判断するということができなくなります．具体的にはどの服を着たらよいのか，料理の味つけにどの調味料を使うのかなど，日常生活の些細なことも判断できなくなります．食に関しては，自分の好きな物ばかり食べ過ぎてしまう，目の前にある物を何でも食べてしまうといった症状が出ることがあります．

⑧その他

　失語や性格の変化などが中核症状として現れることがあります．

## 2　アルツハイマー型認知症の周辺症状

　周辺症状*は，脳の病変が直接の原因ではなく，脳の病変によって現れたいろいろな中核症状が原因で起きるものです（図6）．中核症状も介護をするときの障壁になりますが，それ以上に周辺症状が問題となることが多くあります（図2）．

*「認知症の行動・心理症状」とも呼ばれます．投薬や適切なケアで軽減したり改善したりすることができる症状です．

　周辺症状は，認知症患者さんの性格や経験してきたこと，生活している環境や人間関係にも大きく左右されるため，比較的共通した症状を呈する中核症状とは違い，その個人によって症状の出方がかなり異なります．

　主な周辺症状には，徘徊，不潔行動・弄便（ろうべん），失禁，暴言・暴力，幻覚・錯覚，妄想，抑うつ，依存，性的な問題行動，睡眠障害，せん妄，食行動の異常，収集癖，介護への抵抗などがありますが，これらがすべてではなく，複数の周辺症状が合わさってみられることや，ここにあげた以外の症状がみられることもあります．それでは食に関する周辺症状について解説していきましょう．

①抑うつ（気分の落ちこみ）

　何事に対しても意欲が低下してふさぎこむ，うつ病のような症状を示すことがあります．これが食に関して現れると，食欲低下や摂取量の減少につながります．

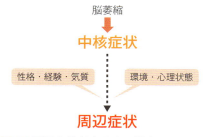

**図6｜周辺症状が出現する機序**

中核症状がさまざまな個人・環境因子に修飾されて周辺症状が出現します．

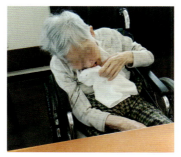

**図 7｜タオルの異食**
口唇傾向（つかんだものを何でも口に入れる）もあり，タオルを噛んで食べようとしていました．

### ②介護への抵抗

　認知機能の低下に伴って自分でいろいろなことができなくなると，不満や不安が高じて介護者からの働きかけを拒否し，抵抗することがあります．特にプライドを傷つけられるようなことがあると，介護者への信頼をなくしてしまい，このような症状が現れることが多いようです．食事の介助を受けることにも抵抗を示し「食べない」という状態になることがあります．

### ③食行動の異常

　その名の通り食に関係する周辺症状です．

#### ●異 食

　食べ物ではないものを食べることを指します（図7）．アルツハイマー型認知症では手にしたものを何でも口に運ぼうとする症状*が見られることがあり，口に運んだものをそのまま食べ物と間違えて食べてしまうことがあります．本人は「食べ物」と思って食べようとしているため，頭ごなしに注意しても改善につながりません．食べ物と間違えそうなものを近くに置かないなどの対応が必要です．異食は介護者らの注意を引くためにも行われるといわれています．

＊口唇傾向といいます．前頭側頭型認知症でもみられる症状です（p.74 参照）．

#### ●盗 食

　他の人の食べ物を勝手に食べることです．これも本人は「自分の物」と思って食べているようです．注意しても改善につながりませんので予防を心がけてください．

#### ●過 食

　食事の量や回数が非常に多くなることです．中核症状である記憶障害のため，食事をしたことを忘れて再度食事をすることがあります．また，満腹中枢が障害されることがあり，満腹感を感じられないことも過食につながります．過食が健康状態に影響せず，周りにも迷惑をかけないのであれば　とくに介入せずに様子をみるだけということもあります．

● 拒 食

食事を食べなくなったり，口に入れたものを吐き出したりします．失認・失行・見当識障害の影響で食べなくなっていることもあります．

## 3 アルツハイマー型認知症の食支援

では，実際の食支援の具体例を示していきます．すべての患者さんに共通して有効な方法というものはありませんが，工夫の方法を数多く知り，いろいろと試してみることが最適な支援につながります．アルツハイマー型認知症の病態を知り，個々の患者さんのパーソナリティを考えて支援にあたりましょう．

### 1）食行動の障害に対して

**アルツハイマー型認知症では誤嚥はあまりみられません**[3]．終末期に近づくとサラサラの水分は誤嚥するようになりますが，とろみをつけると誤嚥なく飲みこめることがほとんどです．そのかわりといってはなんですが**「食行動の障害」が多くみられます**（表1）[3]．食行動の障害とは，食べない，食事の途中で止まる，口に溜めたまま飲みこまない，といった「食事を口に入れて咀嚼して飲みこむ」といった一連の流れのどこかでつまずいてしまうことをいいます．

#### ①食べ始められない〜何で食べないの？

アルツハイマー型認知症の患者さんでは，目の前に食事を提供されても食べない場合があります．その理由を知り支援方法を考えてみましょう．

● 食事場面が分からない

見当識障害のために食事場面が認知できていないことがあります．食べてよい場面なのかどうかが分からずに，食事に手をつけられないのです．

ちょっと自分に置き換えて想像してみてください．食事をしようとレストランに入ったと

表1｜アルツハイマー型認知症でみられる食行動の障害と原因

| ①食べ始められない | ③まったく食べない |
|---|---|
| ・食事場面が分からない | ・歯科疾患がある |
| ・食べ物だと分からない | ・食事環境の変化 |
| ・集中できない | ・ハンガーストライキ（？） |
| ・カトラリーの使い方が分からない | |
| ・傾眠 | ④食欲の低下 |
| | ・嗅覚低下の影響 |
| ②食べている途中で止まってしまう | ・嗜好の変化 |
| ・集中できない | ・体調不良 |
| ・傾眠 | ・自然の流れ |
| ・疲労 | |

します．するとメニューを見ることも注文することもしていないのに，突然食事を目の前に出されたらどうでしょうか？「この食事は何？　目の前に出されたけど食べてよいの？？」と戸惑うと思います．自分がどこにいるかが分からなくなる見当識障害があるアルツハイマー型認知症の患者さんにとって，施設の食事はそう感じられているのかもしれません．そのときは**「食べてよいですよ」**とか**「一緒に食べましょう」**という声かけをすると食べ始められることがあります．施設や病院の食事場面で落ち着きなく，ソワソワ周りを見渡しているアルツハイマー型認知症の患者さんがいたら，声かけをしてあげてください．

● 「食べ物」だと分からない

　失認や記憶障害のために，目の前の食べ物が「食べ物である」と認知できていないことがあります．ここでも大事なのは「声かけ」です．目の前の食べ物が「自分の食べ物である」ということを，**声かけをして理解してもらいましょう**＊．自発的な動きが少なくなった進行期の患者さんに対しては，食事介助をして食べ物を唇に触れさせるのも一法です．

＊具体的には，「食事の時間ですよ」「みんなで食べましょう」「○○さんの食事ですよ」といった声かけになります．

● 集中できない

　失認に加えて注意障害があるために，テーブルクロスやエプロン，服，食器などの模様が気になって食べるどころではなくなっている場合もあります（図8）．私たちは「エプロンの模様」と分かっても，失認があると模様ではなく「汚れ」などの「気になる存在」に見えてしまうようです．その汚れを落とそうと，ずーっと注意をそこに向けてしまうと食事どころではなくなります．そのときは**模様のない食器やエプロンにする**，食事に注意を向けられるように**声かけをする，始めのひと口を何とか食べてもらう**といった支援が有効です．

● お箸やカトラリー（スプーンやフォークなど）の使い方が分からない

　記憶障害や失認，失行が関与していると考えられます．記憶障害の視点からすると，お箸を見て「この棒は何だろう？　昔使ったことがあるようなないような…．使い方を間違った

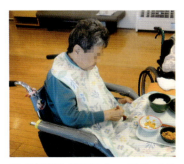

**図8** 模様が気になって食べられない患者さん

少しは食事に手を付けたようですが，それ以上にエプロンの模様が気になって食事が完全にストップしていました．

ら笑われるかもしれないし…」という心理状態になり，その結果が「食べない」という行動として表れているのかもしれません．失認があると，お箸の存在自体が認識できていないのかもしれません．それらの場合は，介助して**お箸を持たせてあげると食べ始められることがあります**．物の記憶障害や失認があっても身体は覚えているのでしょう．

ただし，失行がひどくなるとお箸やスプーンの使い方自体が分からなくなり，持たせたとしても使いこなすことができません．その場合は，手づかみで食べられるものを提供したり，食事介助したりする必要が出てきます．

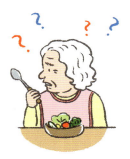

スプーンの使い方を忘れて戸惑っています．カトラリーの使い方が分からないと食事を始めることもできません．
仮に私たちもスプーンでもフォークでもない，これまでに見たことのないカトラリーが食卓に並べられていたら…食事に手を付けずに周りの様子をうかがうだけになるかもしれません．アルツハイマー型認知症の患者さんでは，そういった戸惑う状況が日常的に生じているのです．

● 傾 眠

眠気がひどいと食事ができない，食事に気づかないということが起こります（図9）．アルツハイマー型認知症では夜間の中途覚醒や睡眠障害のために，**昼夜逆転が生じていることがあります**．また，睡眠障害を改善しようとして出された睡眠薬の効きすぎ，抗認知症薬（メマンチン）の副作用など，**薬剤服用に伴う有害事象\*により傾眠を生じる**ことも少なくありません．

\*高齢者では薬剤の副作用だけでなく，主作用が強く出ることによる害も生じます．副作用だけでなく，それら薬剤によって生じた好ましくない症状全てを「有害事象」といいます．

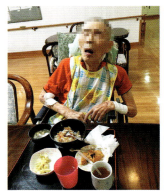

図9｜傾眠
昼夜逆転のため食事時間に寝てしまい，食事が始められないままになっていました．
日内リズムの調整や睡眠薬の見直しが必要です．

日中に活動的な生活を送って夜にしっかりと寝られるように日内リズムを整える，睡眠薬などの薬剤を見直すといった支援が考えられます．

②食べている途中で止まってしまう〜食事が残っているのに…

食事は始められたのに，途中で突然止まってしまうことがあります．その時の支援は「食べ始められない」と共通する方法も多くあります．いろいろな方法を試してみて，その患者さんにとって最適な方法を見つけましょう．

● 集中できない

注意障害があるため，周りが騒がしいとそちらに気を取られて食事が止まってしまうことがあります．とくに施設などでの食事場面は，周りで会話が始まったり，食べ終わった人が歩きだしたりと騒々しくなりますので，周りが見えないようにパーティションで区切るなど，食事に集中できる環境づくりをしてあげましょう（図10）．ただし，見当識障害が強い患者さんでは，食事場面を認識できるように周りで食事をしている人たちが見えた方がよいこともあります．ケースバイケースの対応が必要です．

また古典的なようですが「声かけ」も有効です．患者さんは集中力が長く続かないので，食事を配膳して放ったらかしにするのではなく，定期的に「まだ食事が残っていますよ」「もう少し食べましょうか」といった声かけをしましょう．

● 傾 眠

眠気のために食事が途中で止まってしまうことがあります．食べ始められない時と同様に，日内リズムを整える，睡眠薬などの投薬内容の見直しなどが有効です．声かけもよいでしょう．ある程度栄養を摂取できている場合には，食事を途中で切り上げて，**次回，次々回の食事を多めに摂る，間食で補うなどの柔軟な対応も考えましょう．**

● 疲 労

アルツハイマー型認知症も進行すると身体症状が出現し，体力がなくなってきます．そうなると**食事を摂取すること自体に疲労を感じ，途中で止まってしまう**ことがあります．その

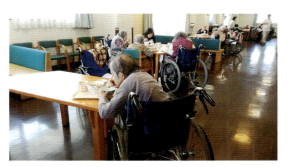

**図 10｜一人離れて食事をしている患者さん**
視野に他の人が入ると気を取られて食事が進まなくなるため，一人離れて食事をとってもらっています．
こうすると食事に集中でき途中で止まることもなくなりました．
仲間外れにしているのではありません！

時に**無理矢理食べさせようとすると誤嚥や窒息のリスクが高くなります**ので，慎重に対応する必要があります．食事の直前まで横になって休んでもらう，少量でも摂取カロリーが稼げるような食事にするといった工夫が有効な場合があります．

③まったく食べない〜食べたくない？　おなかが空かない？　拒食？？

　アルツハイマー型認知症の患者さんで，よく問題となるのがこの**「食べない」という症状**です．食事がとれないということは生命予後に関わるため，家族や介護者の不安につながりやすく，何とか食べさせようとして精神的かつ身体的な介護負担になることが多々あります．

● 歯科疾患がある

　入れ歯が合っていなかったり，入れ歯が痛かったりすると，それだけでまったく食べてくれなくなることがあります．「入れ歯が合っていないので食べにくい」と意思表示できればよいのですが，アルツハイマー型認知症の患者さんではそういった思いを表現するのはしばしば困難です（図11）．この場合の**根本解決は歯科受診を薦めることです**．プロの目で，入れ歯が合っているかどうか，入れ歯が痛みの原因になっていないかどうかを調べてもらい，必要があれば入れ歯の調整をしてもらいましょう．

　入れ歯が痛くて「固形物の摂取のみ拒否する」というのであれば，急場しのぎとしては噛まなくてよいミキサー食などを考慮します．ミキサー食しか食べないと，「咀嚼を忘れるのでは？」と思われるかもしれませんが，数週間や数か月ミキサー食であっても**咀嚼を忘れることはありません**（疾患が進行して疾患による咀嚼障害が出現することはあります）．ただし，入れ歯の調整が済んだら，元の食事形態に戻すことを忘れないようにしてください*．

＊入れ歯の調整が終わっているのに，食事形態を下げたままになっている患者さんを時々見かけます….

　虫歯や歯周病で痛みがあったり（図12），うまく噛めなかったりしても食事の拒否につながることがあります．これも口の

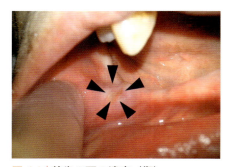

**図11** 義歯の下の潰瘍（傷）
ある日から急に食事をしなくなった患者さんの口腔内を見てみると，義歯の下に潰瘍（矢印）ができていました．
義歯を調整すると潰瘍は治り，食事も問題なく摂取できるようになりました．
口腔内の傷は見つけにくいので，疑うときは歯科受診を薦めましょう．

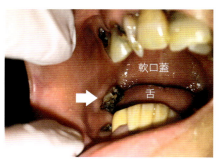

**図12** 右下奥歯の虫歯と歯周病
食事摂取のペースが遅くなったので口腔内をチェックすると，右下の奥歯（矢印）が重度の虫歯と歯周病になっていました（他にも虫歯はありますが）．
この歯を抜くと，次の日から順調に食事が摂れるようになりました．
奥歯は見えにくい位置にありますので，意識してチェックするようにしてください．

中をチェックして，原因が分からなければ一度は歯科に診てもらいましょう．

● 食事環境の変化

　病院に入院すると食べなくなるという患者さんもいます．病院スタッフの立場からすると自宅・施設での普段の様子を知らないので，「食べてくれない」「何とか食べてもらおう」と躍起になることがありますが，自宅や施設では食べていたという情報が聴取できた場合は，**一度退院してもらうのもよい方法です**[*]．ただし，退院してもらうときは，在宅医に状況を説明してつなぎ，退院しても食べない期間が続くようであれば再入院して経管栄養等を考慮するといった**バックアップ体制をしっかりと取り，説明しておくことが重要です．**

> [*] 退院直後は食べなくても，数日すると再度食べるようになる患者さんが多いようです．

## column　認知症の食支援は地域づくりから

「食べない」という慢性症状を入院中に解決することは非常に困難です（入院が食べない原因のこともあるのですから…）．入院中に「何とかしよう」と考えると，病院側としては「胃瘻」という選択肢を選ばざるを得ません．食支援は病院だけで解決するのではなく，「食べていなくても退院してもらってください」「経鼻経管栄養で退院してもらってもかまいません」といえる在宅医療・介護の体制を整えるのが最善の解決策です．

　病院以外でも，施設が変わった，施設内でのフロアが変わった，介助スタッフが変わった，などの理由だけで食べなくなることもあります．元の環境に戻ることができない場合も多いと思いますので，そういうときは**できる限り元の環境に近づける**ように努力しましょう．テレビの位置やテーブルの位置，椅子の高さなどが異なっても，食べることを拒否する患者さんがいます．**環境の変化が大きくなく患者さんが環境を受け入れられれば，しばらくするとまた以前のように食べるようになります．**

### ④ハンガーストライキ？　頑固な「食べない」症状にできること

　原因がない（分からない）のに，なぜか口から食べることを突然拒む患者さんがいます（拒食様症状）．ある時から食事時間がかかるようになり，数口は食べますが，それでも一口の食事を飲みこむのにも数分かかり，「体重が減るほど食事量が少なくなったら食べるかな…？」と思っていても食べないということも多々あります．この場合は，前述の「食べない」原因で多い歯科疾患や食事環境を改善しても食べるようにはなりません[2*]．頑固な「食べない」という症状に，介護職や家族は途方に暮れることになります．

　この拒食様症状には「この方法で解決！」という方法はあり

> [2*] アルツハイマー型認知症による脳の萎縮が満腹中枢に影響を与えるのか，食に対して強烈なマイナスイメージができてしまったのか…原因は今のところ分かっていません．

027

ませんが，実際に行って有効であった対応法をいくつか紹介します．

●待つのも治療

アルツハイマー型認知症の拒食様症状の大きな特徴は，数か月すると改善することが多いということです．食べない期間は患者さんによりバラつきはありますが，数か月すると突然拒否が緩み，また食べられるようになります．改善するのは食べる気持ちになったのか，空腹感が出てきたのか，はたまた拒否する気力もなくなったのかは分かりませんが…全例ではないものの，多くの患者さんはまた普通に食べ始めます．

したがって，**この食べない時期をとにかく乗り切りましょう**．食事介助の方法を駆使して時間をかけてでも，できる限り経口摂取するのもよいでしょう（時に1回の食事に1，2時間かかることもありますが…）．食事時間を決めずに時間があれば何か口に入れるというのも一法です．

どうしても経口摂取に限界があるときは胃瘻や経鼻胃管などの経管栄養が選択されることもあります．その時に大切なのは「胃瘻を作れば経口摂取はしなくてよい」ではなく，**また食べ始めることを見越して，廃用予防のための嚥下訓練や味覚刺激を続けておくことです**．そうしておけば，また食べるようになったときにスムースに経口摂取に移行できます[*]．

残念ながら，一時的なはずだった経管栄養が亡くなるまで必要となる方も中にはおられるのも事実です．自分で歩けるほどの活動性がある患者さんの食事拒否は一時的なものがほとんどですが，活動性が低下した患者さんでは，そのまま終末期へと進む場合もあります[2*]．

●食事介助の工夫で乗り切る

アルツハイマー型認知症の嚥下障害の特徴は，誤嚥が少ないということです．まったく誤嚥しないわけではありませんが，姿勢や食事の形態を工夫すると誤嚥や誤嚥性肺炎はかなり減らすことが可能です．その特徴を利用して経口摂取を進める方法があります．

一つは，リクライニング位[3*]での食事です．活動性が高いときは適用が難しいですが，移動が車椅子であったり臥床時間が長かったりするような患者さんにおいては，**ベッド上やリクライニングのできる車椅子などで半座位くらいで食事をする**のもよい方法です（図13）．重力によって咽頭への食事の送り込みが促されるため，食事がスムースになることがあります．どうしても奥舌を挙上して食事が咽頭へ流れ込むのを防いでいる場合には，スプーンや指などで奥舌を押し下げると，重力で食事が咽頭に流れ込むことで嚥下反射が生じます．

> [*]アルツハイマー型認知症患者さんにおいて，「食べなくなった」という理由で「一時的に」経管栄養を選択することは間違いではありません．ただし必ず「また食べるようになるかも，経管栄養が不要になるかも」という目をもって経過をみてあげてください．
>
> [2*]「どの患者さんがまた食べるようになるか，ならないか」を正確に予測することは難しく，経過を診た上での結果論になることもあります．認知症臨床の難しいところです．
>
> [3*]万人に効果的なリクライニングの角度はありません．食事の時間やムセの頻度などの臨床所見を参考に，患者さんごとに設定しましょう．

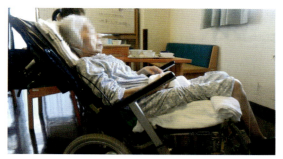

**図 13 | リクライニング位**
重力によって口から咽頭への送り込みが補助されるため，食事がスムースになることがあります．
口から食事がこぼれてしまう患者さんに対しても有効です．

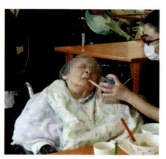 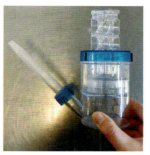

**図 14 |「吸い飲み」様の食具を利用した食事介助**
右：吸い飲み様の食具〔斉藤工業（株）介助用食器らくらくゴックン〕
口から咽頭への送り込みがうまくいかない患者さんでは，「吸い飲み」のような食具を利用して食事を直接咽頭に流し込むのもよい方法です．
ただし，咽頭の嚥下反射が遅いと誤嚥するので，反射がよいことが前提です．

　もう一つの方法は，**吸い飲みや注射器で咽頭に食べ物を流し込む方法**です（図14）．これも原理はリクライニング位と同じで，嚥下反射が正常なことを利用した介助方法です．このときも少しリクライニング位にしておいた方がうまくいきます．

　以上の2つの方法は，ちょっと強制的な感じがしますが，食べない時期を乗り切るためには必要となる方法です．注意点は，咽頭に流れ込んだ時に，嚥下反射が生じるのが遅れると誤嚥の原因となります．サラサラな液体は咽頭に流れ込むスピードが速く，アルツハイマー型認知症であっても誤嚥してしまうことがあるので，**基本的にはとろみをつける**ようにしましょう*．

#### ⑤食欲の低下〜食べる量が減った，体重が減ったなど

　アルツハイマー型認知症では，病初期に食欲が亢進することがあります[4]．前述のように記憶障害があるために食事をしたことを忘れて，すぐにもう一度食事をしてしまうこともあります．食費がかさむ，準備や片づけが大変などの問題はありますが，体調を崩すようなことがなければ，**食べ過ぎは見逃すのも**

＊アルツハイマー型認知症では嚥下反射の遅れは少ないですが，脳卒中などを併発している患者さんでは，嚥下反射に遅れがないか嚥下内視鏡や嚥下造影検査で確認してから行えると安心です．

**一つの対応法です**．食べ過ぎよりも臨床で問題となるのは経口摂取量の減少，食欲の低下です．一部の症状や対応は，前述と重複しますが，ここでは食欲に重きをおいてその原因と支援方法をみていきましょう．

● 嗅覚低下の影響

近年の研究により，**アルツハイマー型認知症の高齢者では嗅覚が著しく低下している**ということが明らかとなりました[5]．全員ではありませんが，6〜7割に嗅覚低下がみられるそうです．そうなると食欲低下の原因になりそうなことは想像に難くありません．海外では嗅覚低下が食欲低下の原因になることが報告されています[6]．

対応としては，風味豊かな**味の濃い食事を提供する**ことを心がけましょう*．塩分や糖分で味を濃くするのは腎疾患や糖尿病を悪化させる可能性もありますので，山椒や香味野菜を使ったり，酢を使ったりの工夫がよいでしょう．詳しい料理の工夫は管理栄養士に相談するのもよい方法です．

> ＊私たちが「素材の風味が生きていて美味しい」と思うものを，アルツハイマー型認知症の患者さんは「薄味でまずい」と感じている可能性もあるのです．

● 嗜好の変化

**アルツハイマー型認知症の患者さんでは嗜好が甘みに偏る**ことがあります[7]．食事はあまり食べたがらないけれども，甘いお菓子であれば食べるという患者さんも多く経験します．甘いお菓子ばかり食べていると栄養バランスが崩れてしまうので，身体のために甘くない物も食べてもらいたい！と思う家族もいますが，ここで忘れてはならないのは患者さんが「認知症である」ということです．**認知症によって生じた嗜好の変化はキュア（＝治療）できません**．「嫌いな物を食べなさい」と説得して食べてもらうことは，認知症患者さんに対してはなかなか困難です．ここでも発想の転換で，**キュアできないのであればケア（＝支援）を考えましょう**．治せないのであれば，その嗜好に合わせた支援を考えればよいわけです．

---

### 好きな物なら食べる　　　　　　　*CASE STUDY*

施設の食事をほとんど食べなくなったアルツハイマー型認知症の92歳の男性がおられました．家族から「昔はラーメンが好きで…」ということを聞きましたので，インスタントラーメンを提供すると…10分ほどで全量食べられました．栄養バランスは少し偏るかもしれませんが，摂取できるカロリーを重視して主食をインスタントラーメンに変更してもらいました．

その場に同席していた管理栄養士の複雑な表情は忘れられません．

簡便にバランスよく栄養を補う方法として**経腸栄養剤**\*（図15）があります．経腸栄養剤は医師の処方箋がないと買えないものもありますが，処方箋がなくても買えるものも多く販売されています．この栄養剤を間食として飲んだり，パンがゆの牛乳の代わりに用いたりすると，摂取カロリーが増え，かつ栄養バランスがよくなるという効果が期待できます．

- 体調不良～いろいろな病気が食欲低下の原因に

病気などで体調不良があると食欲が低下するのは想像に難くないと思います．患者さんから不調の訴えがあれば，原因を調べて対応することも可能です．しかし，その患者さんが認知症となると勝手が違います．体調不良を訴えることができずに，ただ不機嫌になったり，食事を摂らなかったり，食欲が低下したりします．日頃のバイタルサインの変化や食事摂取量，便通の状況などを**つぶさに観察して，体調不良に気づいてあげてください．**

> \* 主に胃瘻などの経管栄養の患者さんに用いられますが，口から摂取することができる製品もあります．病態に合わせた製品や特定の栄養素を補うために開発されたものも市販されています．
> 幸運にも（？）それら栄養剤は甘い物が主であり，私たちにとっては「甘すぎる」と感じられるものも多々ありますが，アルツハイマー型認知症の患者さんにとっては「おいしい，ちょうどよい甘さ」と感じられるようです．

小さい口内炎のために食事摂取量が減っていた患者さん（図16），便秘のために食欲が低下していたけれど浣腸して便が出たとたんに食欲が戻った患者さん，貧血がひどくなって食事が摂れなくなっていた患者さん，食べなくなったので調べると大腸がんだった患者さんなど，私が経験しただけでもいろいろな病気のために食欲が低下していた患者さんがいました．

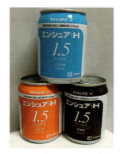 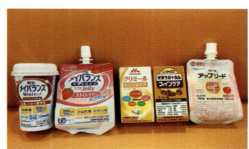

**図15｜いろいろな経腸栄養剤**
左：処方箋が必要な栄養剤，右：食品扱い（処方箋が不要）の栄養剤
これらがすべてではありません．他にもいろいろな味や成分，形状の栄養剤があります．

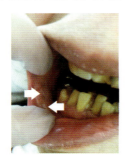

**図16｜口内炎**
小さい口内炎（矢印）ですが，これが原因で食事摂取量が減少していました．

● 自然の流れ

次に，私が担当していた在宅の患者さんの話を紹介します．

---

## 許容できる食欲低下　　　　　　　　　　CASE STUDY

　「最近，食べる量が減った．食欲低下があるから診てほしい」という家族の訴えがあり，その患者さんが入所されている施設に診療に伺いました．その患者さんはアルツハイマー型認知症で寝たきりの92歳の男性で，身長158cm，体重48kgとのことでした．食事場面を診たところ，介助で食べられており食事のペースはゆっくりでしたが，提供されている食事の8割を摂取できていました．10割摂取できることもあるそうです．半年前まではいつも10割摂取できていたのが，ときどき8割しか摂取しなくなったので原因が知りたいとのことでした．

　もう一人の患者さんは，「この半年で体重が減ったので診てほしい」という家族からの訴えがあり在宅に伺いました．その患者さんは同じくアルツハイマー型認知症で準寝たきりの94歳の女性でした．身長は142cmでしたが，体重がこの半年で2kg減ったため管理栄養士が栄養指導を行い，提供カロリーを増やして栄養補助食品の摂取も指導されていました．2kg減った割には体格が悪くなかったので体重を聞いたところ38kgになったとのことでした．

---

　このCASE STUDYの経過を聞いて，何か腑に落ちない感というか違和感がありませんか？　確かに食べる量が減ったかもしれません，確かに体重が減ったかもしれません．家族が心配になるのも分からなくはありません．でも，**アルツハイマー型認知症はだんだんと食欲が低下していく疾患であり，徐々に体重が減少していく疾患***です[8]．加えて加齢ということを加味すると，これら2例の経過は自然なものであり十分許容できるものではないでしょうか．

　栄養は大事です．サルコペニア[2]やフレイル[3]は避けられるものであれば避けなければなりません．ただ，過剰なブームになっているところがあり，ブームは「低栄養や体重減少は悪だ」と解釈されてしまうリスクも含んでいます．アルツハイマー型認知症においては，極端な食欲低下や体重減少には抗う必要がありますが，**徐々に食欲が低下し痩せていくのは自然な流れである**ということを再認識しましょう．

＊　　　＊　　　＊

　アルツハイマー型認知症の嚥下や食に関する主症状は食行動の障害です．食べない原因は

> ＊そのメカニズムとしては，消化吸収が悪くなる，脳の代謝が上がるなど考えられていますが，未だ詳細は不明です．
> [2]＊加齢や疾患により筋肉量が減少し，筋力低下が生じることをいいます．
> [3]＊厚生労働省研究班の報告書では「加齢とともに心身の活力が低下し，複数の慢性疾患の併存などの影響もあり，生活機能が障害され，心身の脆弱性が出現した状態であるが，一方で適切な介入・支援により，生活機能の維持向上が可能な状態像」と定義されています．

さまざまですので，「これさえ知っていればすべて対応可」という方法はありません．多くの対応法を知って，いろいろと試してみるのがよいでしょう．

それでも改善しない患者さんもいます．その時は，経管栄養や看取りも選択肢に入ってきます．しかし，**経管栄養や看取りを考えるには，口から食べるために「ありとあらゆる手を尽くした」ということが最も重要です．**実際に他にも試みるべき方法があるのに経管栄養や看取りを提案するのは，医療・介護職の怠慢であり，家族の後悔につながります．そのためにも，いろいろな対応法を身につけておきましょう．

## 2）嚥下機能の障害に対して

嚥下障害の症状として，最も気になるのは誤嚥（気管に唾液や食べ物が入ること）ではないでしょうか？　とはいえ，**アルツハイマー型認知症は「誤嚥が少ない」認知症です**[3]．イメージとしては，「寝たきりになって表情がなくなって身体が固くなってくると誤嚥する」という印象です．そのような状態でも，とろみがついた液体・食品であれば誤嚥なく嚥下できるという患者さんもよく経験します．しっかり座位が取れたり，会話ができたりという状態であれば，たまにタイミングがずれて誤嚥することはあるかもしれませんが誤嚥性肺炎になるようなひどい誤嚥をすることはまれです．

### ①経口摂取禁止という「認知症」患者さん

アルツハイマー型認知症は誤嚥が少ないという知識は，認知症の食支援を進めていくにあたり非常に役に立ちます．

---

### 「認知症高齢者＝誤嚥する」という誤解　CASE STUDY

　私が担当した患者さんで88歳の「認知症の」女性がおられました．2年前に誤嚥性肺炎になったため胃瘻となり経口摂取が禁止されていたという方でしたが，「一口でも食べられないか？」という家族からの訴えがあり訪問診療に伺うことになりました．家に伺い一見したところ，ベッド上におられましたがそれなりに表情はあり，私の訪問に戸惑うようにソワソワ・キョロキョロされていました．簡単な挨拶は可能であり，聞くところによると車椅子で外出されることもあるとのことでした．そこで私の頭に「？（ハテナ）」が灯りました．「この患者さんは，本当に経口摂取を禁止する必要があるのだろうか？」と…．

　主治医から頂いた紹介状には「認知症」という病名がついており，認知症の原因疾患は書かれていませんでしたがアルツハイマー型を疑うような第一印象でしたので，家族に詳しく話を聞いてみました．「症状は物忘れから始まりましたか？」「現在の季節や日にちは言えていましたか？」「お箸はちゃんと使えていましたか？」などなどを聞いたところ，認知症の症状は記憶障害から始まり，見当識障害や注意障害，失行もあったそうで，アルツハイマー型の症状と一致していました．レビー小体型認知症

は誤嚥が多いため（後述），その可能性がないかどうか「座っていると姿勢が傾きますか？」「元気なときと元気じゃないときがありますか？」「幻視の訴えがありましたか？」「寝言はありましたか？」とレビー小体型の特徴を聞いたのですが，それらは「まったくありません」という家族の返事でした．

　もちろん診断されていない認知症以外の神経変性疾患の可能性もありますし，血管性認知症の可能性もありますので油断はできませんが，それらを疑う所見も確認できませんでした．となると，やっぱりアルツハイマー型認知症が疑われます．それに，ノドや胸もゴロゴロいっておらず，それなりに唾液は嚥下できていそうです．「この患者さん，アルツハイマー型認知症っぽいので，もしかすると誤嚥せずに食べられるのでは…？」という思いがこみ上げてきました．

　家族がプリンを用意しておられたので，私も意を決して「食べられると思うので，試しに一口食べさせてあげてください」と言って食べてもらったところ…．プリンを口に入れて数秒後，ゴクッと飲みこみ「おいしい！」と言ってまったくムセずに食べられたのです．

　その後，念のため嚥下内視鏡検査もしましたが，やはり誤嚥はなく，その結果をもとに徐々に経口摂取を増やしていったところ肺炎を起こすことなく全量経口摂取できるようになりました．

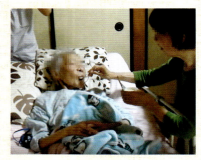

2年間まったく経口摂取をしていませんでしたが，ムセることなくプリンを摂取できました．

　この患者さんの経過を振り返ってみると，2年前の誤嚥性肺炎という診断がそもそも違っていたのではないかと思われます．家族に詳しく話を聞くと，食事中にムセることはなかったけれども，肺炎で入院する数日前から風邪っぽい症状があったとのことでした．40℃近い高熱が続いたため入院して検査したところ，レントゲン上に肺炎像が見つかったそうです．そこで「高齢だし，『認知症』だし，誤嚥性肺炎の可能性もあるかも？」ということで嚥下造影検査を行った結果，飲みこみの反射が遅く，飲みこんだ後もノドに食べ物が多く残っていたため「今回の肺炎は誤嚥性肺炎を疑う．『認知症』もあるので食べるのは危険」と判断され胃瘻になったとのことでした．家族からこの話を聞いて，「40℃近い熱がある肺炎の高齢者で検査すれば，反射が遅くなって残留が増えるのは当たり前だろう…」と肺炎で入院した病院への文句をちょっと言いかけましたが口には出しませんでした．

　以上は，家族から聞いたことなので，少しは患者さん家族としての主観も入っていることだと思います．しかし，経過からすると，推察にはなりますが，この患者さんは不幸にも誤嚥ではない肺炎にかかってしまい，その肺炎を診た医師が「認知症高齢者だから」という理由で「誤嚥性肺炎」と診断したのではないか，という思いが拭えません．その医師が認知症

を「認知症というもの」とひとくくりにするのではなく，認知症の原因を考えて問診し，アルツハイマー型認知症は誤嚥が少ないということを知っていたとすると…今回の患者さんの2年間の経口摂取禁止や胃瘻はなかったかもしれません．

②アルツハイマー型認知症の終末期の誤嚥

アルツハイマー型認知症は誤嚥が少ない認知症ですが，それでも寝たきり状態のころになると徐々に嚥下機能が低下し，はじめのうちは水分の誤嚥のみが目立ちますが進行するにつれてゼリーやペーストでも誤嚥するようになります[9]．

患者さんの中には廃用や薬剤のために嚥下機能が低下している場合があります．廃用や薬剤による機能低下は訓練や薬剤変更で改善が期待できますので，まずはこの部分の改善を試みましょう（薬剤の視点からのアプローチは第4部 p.111～参照）．それでも十分な改善が得られず誤嚥する場合は，アルツハイマー型認知症に起因する「改善できない」嚥下障害が生じていると考えられます．最善を尽くしても改善しない嚥下障害・誤嚥があるということを医療・介護職は冷静に捉えておく必要があります．

改善できない嚥下障害に対しては食支援の視点からのアプローチが有効です．食支援の視点から食事形態や食事の提供方法を工夫することで，患者さんの機能は改善できなくても誤嚥を軽減することが可能です．第3部（p.85～）を参考に誤嚥防止の食支援を試みてください．

食支援を駆使しても，どうしても誤嚥してしまう，肺炎を繰り返すという状態になったときは終末期の対応（第5部 p.127～参照）が求められます．

## 4　アルツハイマー型認知症の経口摂取機能の推移

アルツハイマー型認知症における食支援について症状と対応を説明してきましたが，それら症状は病初期に多くみられるものもあれば，ある程度進行してからみられる症状もあります．アルツハイマー型認知症は進行性ですので，病態の進行に沿って「そろそろこういう症状が出てくるかな？」「そろそろこの症状は治まってくるかな？」とイメージしながらケアにあたることが重要です．流れをイメージできると，経過が予測できるため不安感や心理的負担の軽減につながります．また，先回りしてケアの準備や心づもりをしておくことが可能になります．

すべてのケースが当てはまるわけではありませんが，一般的なアルツハイマー型認知症の進行に沿った経口摂取機能の推移を概説します．

①初　期

一般には中核症状が主であり，周辺症状は見られたとしてもまだ軽度です（周辺症状が先行する例外もまれに存在します）．アルツハイマー型認知症の初期に見られるのは偏食や食欲といった食行動の障害です．一部の患者さんで嗜好が甘味に偏る，空腹を感じない，食べ過

ぎるといった症状が出ることがあります．もう少し進行すると記憶障害のために，食べたことを忘れて，食事直後に「食事はまだ？」と聞く有名なエピソードを認めることがあります．

**この時点では，身体機能の障害はほぼなく，嚥下に関しても病的な誤嚥を生じることはありません．** すなわち初期は環境との関わりの障害（食行動の障害）のみです．

②中 期

アルツハイマー型認知症は変性性認知症ですので，経過に伴い脳の萎縮も進行します．そのため記憶障害や見当識障害，視空間認知障害も悪化し，失行や失認も出現してくるため，嚥下に関しては，食事を始められない，食器やお箸・カトラリーが使えない，手を使って食べる，食器の模様に気を取られる，他人の食事を食べる，異食という食行動の障害が出てきます．

これらの症状は，適切な食事環境のセッティングを行うことにより軽減できます．はじめのうちは，声かけをする，食器を持たせる，模様のない食器にする，集中できる環境を提供する，などの間接的な介助をすることで症状は軽減することが多いですが，進行すると自分で食事はできますが食べこぼしが増えてきます．さらに進むと介護者が食事を口に入れるといった直接的な介助が必要となります．

この段階でのもう一つの大きな特徴は，一部の患者さんで「食べない」「なかなか飲みこまない」「口を開けない」といった拒食様の症状を認めることがあります．拒食様症状が出ると，食事介助の手を非常に煩わせることとなり，また体重減少にもつながることがあるため，介護者にとっては大きなストレスとなります．重要なのは，拒食様症状のほとんどは一時的なもの（期間は1〜6か月程度で患者さんによって異なります）であり，また食べるようになることを心してケアにあたることです．拒食様症状が何年も続くと思うと介護者も消耗してしまいますが，数か月でおさまると思えば乗り越えられます．拒食様症状に対して種々の経管栄養が選択されることもありますが，経管栄養にして経口摂取をあきらめるのではなく，また食べ始めることを期待してフォローするようにしましょう．

誤嚥が時折見られるようになるのも中期からですが，**誤嚥性肺炎につながるような重度の誤嚥を呈することは非常にまれです．** これは中期から重度の誤嚥を呈するレビー小体型認知症や血管性認知症とは大きく異なる特徴です．

③末 期

末期になると脳の萎縮も重度になり，全介助でほぼ寝たきり状態になります．このころになると，偏食や過食といった症状はなくなり，身体機能の低下もあいまって自分での食事摂取もできなくなってきます．身体機能の低下に伴い嚥下機能自体も障害されてくるため，**食塊形成の障害，送りこみ不良，誤嚥，窒息などが見られるようになってきます．**

意識レベルの低下や傾眠傾向といった症状も頻度が増え，日常の生活リズムも乱れることがあるため，それらが食事摂取量に影響することも多くなってきます．**さらに進むと経口摂取量が極端に少なくなり，重度の誤嚥を呈するようになってきます．** その場合には看取りも

含めた終末期に対する対応が必要となります.

＊　　　＊　　　＊

　食からみたアルツハイマー型認知症の特徴を少しはイメージしていただけたでしょうか？「認知症のケアをするのに原因疾患は関係ない．その人のことをしっかりと観察すればよい」という考え方もあります．そういった考え方があることを私は否定しません．ケアの本質は「個別対応」だからです．

　しかし，**アルツハイマー型認知症の特徴を知っておけば，ケアの方針を立てる時のスタート地点が異なります**．漠然と「認知症」と捉えるととてつもなく広いところから方針を絞り込まなければなりませんが，「アルツハイマー型認知症」と捉えられれば，その時点でかなり特徴が絞り込まれます．そのうえで，「個別対応」をしていけばケア方針もスムースに立てられます．反対に日々の個別対応のケアで迷ったときは，疾患別の特徴を思い出せばまた違った方針が浮かんでくることがあります．**「個別対応」と「疾患別ケア」は相対するものではなく，互いに補い合うものです**．この2つの両方の視点を使いこなせる医療・介護職が，患者さんにとって最良のパートナーになると思います．

### 参考文献

1）小阪憲司．"レビー小体型認知症は三大認知症の1つ"．知っていますか？レビー小体型認知症．大阪，メディカ出版，2009，14-5.

2）伊苅弘之．序章 間違ったケアをしていませんか？原因疾患・重症度別ケアが必要な理由．実践！タイプ別重症度別認知症ケア．名古屋，日総研，7-11，2011.

3）平野浩彦．⑤認知症の摂食嚥下障害．Modern Physician. 35（12），2015，1412-6.

4）品川俊一郎．認知症の食行動．老年精神医学雑誌．20（7），2009，744-9.

5）Murphy, C. Nutrition and Chemosensory perception in the elderly. Clinical Reviews in Food Science and Nutrition. 33（1），1993，3-15.

6）Easterling, CS. et al. Dementia and Dysphagia. Geriatric Nursing. 29（4），2008，275-85.

7）Mungas, D. et al. Dietary preference for sweet foods in patients with Dementia. Journal of the American Geriatrics Society. 38, 1990, 999-1007.

8）Guyonnet, S. et al. Factors associated with weight loss in Alzheimer's disease. J Nutr Health Aging. 2（2），1998，107-9.

9）野原幹司．認知症に対する摂食・嚥下リハビリテーション．MB Med Reha. 136，2011，63-7.

## 第2章　レビー小体型認知症 ● 「誤嚥する」認知症

　　レビー小体型認知症は，アルツハイマー型認知症と同じく変性性認知症に分類され，脳の神経細胞の中にレビー小体\*という物質ができることで神経細胞が徐々に変性・減少していく進行性の認知症です．レビー小体型認知症を世界で初めて報告したのは日本人の小阪憲司先生であり[1]，「日本人が発見した認知症」として話を聞いたことがある方も多いと思います．

　　患者さんを見たときの印象としては，**動作がゆっくりで，目の動きも機敏ではなく，ボーッとしています．** どちらかというとソワソワ・キョロキョロしているアルツハイマー型とは，その点で第一印象が異なります[2\*]．

　　**比較的早期から身体症状が現れる**というところも，アルツハイマー型との大きな違いの一つです．歩行が難しくなったり，座位がとりにくくなったり，誤嚥しやすくなったりといった症状が比較的早期から認められます[2]．食支援の視点からすると**「誤嚥しやすい」** というのがアルツハイマー型とは異なる主要な特徴であり，そのため臨床では両者を鑑別することが重要です．レビー小体型認知症の患者さんをアルツハイマー型だと思ってケアにあたっていると，思いがけず誤嚥させたり，肺炎にさせてしまったりとトラブルの原因となります．反対にアルツハイマー型認知症の患者さんをレビー小体型だと思ってケアしてしまうと，誤嚥を恐れるあまり過度な食事制限をすることにつながりかねません[3\*]．

　　レビー小体型認知症は，患者さんの数としてはあまり多くないと思われがちですが，アルツハイマー型認知症に次いで多い認知症と考えられており，90万人以上いると推計されています．認知症全体に占める割合は約20%であり（図1）[3]，血管性認知症よりも多いという報告もあります．

　　しかしながら，2013年に行われた厚生労働省の研究班によるとレビー小体型認知症と診断された症例は，全認知症のうち4.3%でした．この4.3%という数字は，前述の20%という値と大きくかけ離れていますが，その理由としては，医師も含めてレビー小体型認知症に関する知識を有している医療者がまだまだ少ないため，厚生労働省の調査では過少に見積もられた可能性が考えられています．レビー小体型認知症に関する啓発はまだまだ不十分であり，患者さんの数はこれまで考えられていたよりも多く，臨床での遭遇機会も多々あると

---

\* 主に α - シヌクレインという蛋白からなる小さな物質．

[2\*] 認知症患者さんに接し慣れてくると，パッと見た印象で「アルツハイマー型っぽい」とか「レビー小体型みたい」とかが分かるようになります（もちろん100%正確なわけではありませんが…）．

[3\*] 臨床では脳卒中を併発していたり，アルツハイマー型とレビー小体型の合併もあったりしますので，そう単純にはいきませんが，可能な限り鑑別しようと試みることが適正なケアにつながります．

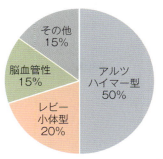

**図1｜認知症の原因疾患の内訳**[3]
レビー小体型認知症は2番目に多い認知症といわれています（諸説あり）．

＊レビー小体型認知症と似たような病態として，「認知症を伴うパーキンソン病」という疾患がありますが，近年ではその両者は同じ疾患であるという考えが主流です．発症初期の症状が大きく異なることから両者は別の疾患であると主張する考えも依然存在しますが，本書では両者に区別なく「レビー小体型認知症」として記載します．

いうことを心得ておきましょう＊．

## 1　レビー小体型認知症の中核的特徴

　アルツハイマー型認知症で中核症状といわれているものに相当するのが中核的特徴です．中核的特徴には①認知機能の変動，②具体的な幻視，③パーキンソニズム，④レム睡眠行動障害の4つがあり，そのうち2つあてはまれば「ほぼ確実」，1つあてはまれば「疑いあり」と判断されます（図2）．

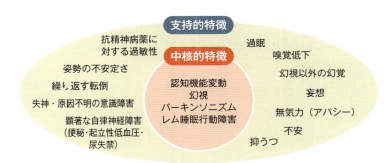

**図2｜レビー小体型認知症の中核的特徴と支持的特徴**
中核的特徴はレビー小体型認知症の診断根拠となる症状です．
支持的特徴は，アルツハイマー型認知症の周辺症状とは少し異なり，中核的特徴との因果関係があまりないけれどもよくみられる症状です．

### ①認知機能の変動

　レビー小体型認知症においては，認知機能が数時間〜数日，長い時は数か月の経過で明らかに変動することがあります．その変動は，認知機能がよい時には記憶や注意障害もごく軽度で発症前とあまり変わらない印象を受けますが，悪い時には会話はまったく困難になり，ボーッとして動きも鈍くなるという状態になります（図3）．この症状は介護者の「やればできるのでは？」という誤解を招き，日々のケアの質を悪化させる原因にもなりえます．「調

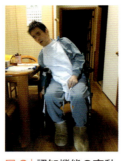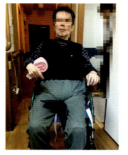

**図3｜認知機能の変動**
左：認知機能が低下している時．ボーっとしているだけでなく体幹の傾斜もありました．
右：認知機能が低下していない時．体幹傾斜もなく会話も可能でした．

子がよい時と悪い時がある」「会話できる時とできない時がある」など，**認知機能の変動がある**ということを知っておきましょう．

食事も変動の影響を受けるため，まったく問題なく食事を終える時もあれば，食事にものすごく時間がかかる時もあります．嚥下機能も影響を受けることがあり，食事介助をしている家族などから「前回の食事ではムセていたが，今回はまったくムセなかった」というコメントが聞けることもあります．

②具体的な幻視

幻視はレビー小体型認知症の非常に特徴的な所見です．もやもやした何かが見えるのではなく，**くっきりとした人や動物・虫が幻視として現れ，常に色彩を持っているが，音声を伴うこと（幻聴）はないというのが典型的な症状です**＊．具体的には「テレビの横に赤い服を着た女の子が遊びに来ているけど，何も言わずにずっと黙っているんです」「夕方になると黒い服を着た男の人が，ベッドで寝ている私を見下ろしているんです」「食事をしようとすると食器に蛾がとまっていました．払いのけると一度は消えるのですが，またすぐに食器にとまるんです」といったように，本当に見えているかのように表現されます．幻視に対して実際に行動を起こしてしまう患者さんも時々います．

＊レビー小体型認知症では脳の後頭葉（図4）という部位の血流が低下します．後頭葉は視覚に関わる部位ですので，そこが障害されるために幻視が増えると考えられています．

**column　座敷わらし**

日本では「座敷わらし」という小さい子どもの姿をした聖霊？妖怪？の言い伝えがありますが，その座敷わらしの起源にはレビー小体型認知症の患者さんが見た（見えたように思った）幻視が関係していたのでは？という説も報告されています[4]．

図5は有名な幻視誘発テストの写真です[5]．花の写真ですが，レビー小体型認知症の患者さんに何が写っているかと聞くと，「人」や「犬」といった答えが返ってきます．丸で囲ん

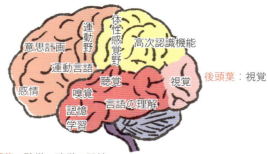

**図4｜脳の機能局在**
脳は部位ごとに異なる機能を担っています．
レビー小体型認知症では視覚を司る後頭葉の機能が障害されます．

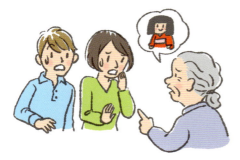

くっきりとした「まぼろし」が見えるので，その話を聞いた家族が不思議がったり，気味悪がったりすることもあります．

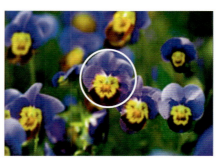

**図5｜幻視誘発テスト**
レビー小体型認知症の患者さんは，この写真を見て「人」や「犬」が写っていると答えます．
Uchiyama, M. et al. Pareidolias: complex visual illusions in dementia with Lewy bodies. Brain. 135 (8), 2012, 2458-69.

だところが人や犬の顔に見えてしまうようです．でも，みなさんも「そういえば顔に見えるような…」と思われたのではないでしょうか？　このように顔っぽく見えるものがあると，それに誘導されて幻視が出現します．なので，まったく物がないところに幻視が出現することはなく，**紛らわしいものがあると幻視が出現する**というのもレビー小体型認知症でみられる特徴です．

　レビー小体型認知症が疑わしいときに，このような幻視を誘発できる写真があるとよいですが，そう都合よく持ち合わせていない場合もあるでしょう．また，認知症が進行していると何に見えるかという質問自体に答えられない場合もあります．そういう時は，過去一緒に暮らしていた家族などに「過去にくっきりとした幻が見えるという訴えがありましたか？」と聞くとよいでしょう．それがレビー小体型認知症を見極める一つの大きな手掛かりになります．

### ③パーキンソニズム

　レビー小体型認知症とパーキンソン病は，両疾患とも同じようにレビー小体が脳細胞の中に蓄積して発症する疾患であり，ともにレビー小体病としてくくられることもあります．レビー小体がたまるところの違いで症状が異なるだけであり，おおもとは同じ病気と考えられています[*]．したがって，両疾患とも共通した症状がみられ，その一つがパーキンソニズムです．

　パーキンソニズムは錐体外路症状[2*]の一つで，パーキンソン病でよくみられる症状のことを指し，脳内のドパミンという神経伝達物質が減少することによって生じる安静時の手足などの震え（振戦），小さくゆっくりな動き（寡動），他動的に手足を動かしたときに抵抗がある状態（筋固縮），身体のバランスが崩れかけたときに踏みとどまれない（姿勢反射障害）などのことをいいます（図6）．

> [*]レビー小体が蓄積する場所も，両疾患で厳密に分けられるものではありません．両疾患は境界線が引けない連続性の疾患とも考えられています．
> [2*]脳の大脳基底核という部位が関与して生じる運動症状のことをいいます．錐体外路症状≒パーキンソニズムと表現されることもあります．

　基本的には両疾患ともパーキンソニズムがみられますが，レビー小体型認知症では安静時振戦が少なく，姿勢反射障害や寡動，筋固縮が多いといった特徴があります．

　認知症高齢者の中には，椅子などに座っていると麻痺がないにもかかわらず左右どちらかに傾斜していく患者さんがいます（図7）．この症状もパーキンソニズムの一つであり，それら症状を示す患者さんのすべてではありませんが，一部にレビー小体型認知症が含まれていると考えられます．姿勢の傾斜はスムースな経口摂取に不利に働きます．

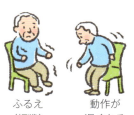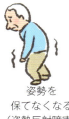

ふるえ（振戦）　動作が遅くなる（寡動）　筋肉のこわばり（筋固縮）　姿勢を保てなくなる（姿勢反射障害）

**図6｜代表的なパーキンソニズム**
レビー小体型認知症では振戦は少ないですが，それ以外の症状はよくみられます．

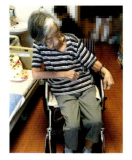

**図7｜姿勢反射障害**
手足の麻痺はないけれども座位の保持が難しく，身体が傾斜してしまいます．

#### ④レム睡眠行動障害

睡眠は大きくレム睡眠とノンレム睡眠に分かれます*.

レム睡眠の時には，脳は覚醒に近い状態で活動しているため夢をみている状態となりますが，全身の骨格筋は弛緩しているため，通常であれば夢の内容を実際の行動に移すことはありません．レム睡眠行動障害とは，そのレム睡眠の時に筋肉が弛緩せずに夢のまま行動してしまう夜間異常行動のことをいいます．レビー小体型認知症やパーキンソン病では，疾患の発症前に前駆症状として出現することがあり，発症の数年以上前から症状を有している患者さんもいます．

具体的な症状としては，寝ている間に突然大声を出す，手足をバタバタ動かす，飛び起きて暴れるといったものがあり，ひどい場合は一緒に寝ているパートナーを殴ったり首を絞めたりすることもあります．症状が軽ければ経過をみるだけの場合もありますが，本人や他者にとって危険であれば投薬での治療が適応となります．

> ＊レムとはrapid eye movementのREMをとったもので，急速な（rapid）眼球（eye）運動（movement）のことを指します．レム睡眠のときは眼球が素早く動いているのに対し，ノンレム睡眠のときはそのような眼球の動きはありません．簡単にいうと眼球運動は脳の活動を反映しているといわれており，レム睡眠は脳が活動して身体が休んでいる睡眠，ノンレム睡眠は脳が休んで身体は休んでいない睡眠とされています．

## 2 レビー小体型認知症の支持的特徴

アルツハイマー型認知症の場合は，中核症状に起因して出現する周辺症状がありましたが，レビー小体型認知症では中核的特徴とは強い因果関係がなく出現する症状があり，それらのことを支持的特徴と呼びます．支持的特徴はレビー小体型認知症にだけに生じる症状ではありませんが，よくみられる症状であり診断の助けとなるものです．ここでは食に関する代表的な支持的特徴を解説します．

#### ①抗精神病薬に対する過敏性

レビー小体型認知症はパーキンソン病と共通するところが多く，両疾患とも脳内の神経伝達物質のドパミンの不足によってパーキンソニズムを生じます．もともとドパミンが不足しているところに，ドパミンの効果を打ち消すような薬剤（拮抗薬）[2]*を服用すると，パーキンソニズムがひどくなります．それに伴って嚥下機能も低下します．

ドパミンの効果を打ち消す薬剤の代表は抗精神病薬です（表1）．抗精神病薬はせん妄や不眠のときに処方されることがあり，**レビー小体型認知症では通常量の投薬でも高度のパーキンソニズムや嚥下障害を呈することがあります**（図8）[3]*.

> [2]*神経伝達物質やホルモンなどの働きを阻害する薬剤．ブロッカーと言うこともあります．
> [3]*臨床現場でも「食事中の誤嚥がひどかったけれど抗精神病薬を止めたら誤嚥しなくなった」という患者さんをよく経験します．

043

表1 | ドパミン遮断薬

| 抗精神病薬 | |
|---|---|
| 定型（古くからある） | 非定型（比較的新しい） |
| クロルプロマジン（コントミン，ウインタミン）<br>レボメプロマジン（ヒルナミン，レボトミン）<br>ハロペリドール（セレネース，ハロステン）<br>スルピリド（ドグマチール，ミラドール）<br>チアプリド（グラマリール）<br>など | リスペリドン（リスパダール）<br>ペロスピロン（ルーラン）<br>オランザピン（ジプレキサ）<br>クエチアピン（セロクエル）<br>アリピプラゾール（エビリファイ）<br>ブロナンセリン（ロナセン）<br>など |

| 制吐薬 |
|---|
| ドンペリドン（ナウゼリン）<br>メトクロプラミド（プリンペラン） |

青字は主な商品名

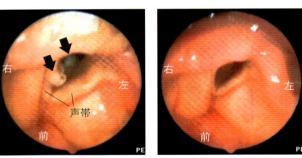

**図8** | レビー小体型認知症でみられた抗精神病薬による誤嚥（嚥下内視鏡所見）

左：抗精神病薬（リスペリドン）服薬時，米飯の不顕性誤嚥（矢印）が見られました．
右：抗精神病薬中止2週間後，食事の誤嚥は見られなくなりました．

　抗精神病薬だけでなく吐き気止め（制吐薬）もドパミンの効果を打ち消す作用があり，**制吐薬を服用しているためにパーキンソニズムや嚥下障害が悪化している患者さんも時々います**．抗精神病薬は何となく強い薬というイメージがあり，パーキンソニズムの原因になるのは想像できそうですが，制吐薬とパーキンソニズムはつながりにくいかもしれません．よく覚えておいてください．

　レビー小体型認知症と分かっている場合には，それら薬剤を服用させないのが理想ですが，どうしても必要な場合には，少量にする，もしくは「感受性が高いので副作用が出やすい」と思って服薬すべきです．感受性が高いことを分かっていて服用した場合には，副作用に対する迅速な対応が可能です．

②顕著な自律神経障害（起立性低血圧，便秘，尿失禁など）

　生体には無意識に血圧や腸の動きなどを調節する機構として，自律神経という神経系が存在します（表2）．緊張すると血圧が上がったり，脈が速くなったりするのは，その自律神経のなかの交感神経が活動するからです．反対にリラックスすると血圧が下がり，脈が遅く

**表2｜自律神経（交感神経，副交感神経）**

| | 交感神経が働くと | 副交感神経が働くと |
|---|---|---|
| 瞳孔（ひとみ） | 散大（光が多く入るように） | 縮小する |
| 涙腺 | 血管が収縮，涙の分泌が減る | 血管が拡張し，涙が増える |
| 唾液腺 | 唾液が減り，喉がカラカラに渇く | 唾液が増える（唾液は消化液） |
| 胃腸の分泌腺 | 胃液や腸液の分泌が減る | 胃液（胃酸）などの分泌が増える |
| 胃腸の運動 | 動きが減り，便秘がちになる | ゴロゴロとよく動き下痢に傾く |
| 気管の平滑筋 | ゆるんで気管内径が広がる | 気管を締め付け気管内径が狭くなる（喘息の状態） |
| 心臓のリズム | 心拍数が増えてドキドキする | 心拍数が減る |
| 心臓の収縮 | 大きく収縮しタップリ血液を送る | 弱い収縮となる |
| 末梢血管 | 収縮し，血圧が上がる | 弛緩し血圧が低下，片頭痛がする |
| 汗腺 | 汗をたくさんかく | —— |
| 立毛筋 | 収縮し，鳥肌が立つ | —— |
| 膀胱，直腸の筋肉 | 尿や便を貯める．便秘になる | 尿や便を押し出し，下痢に傾く |
| 膀胱，肛門括約筋 | 縮まって，尿や便を出さない | 出口が緩んで，尿や便を出す |
| 脳，神経 | 興奮する | 静まって，眠くなる |

なるのは副交感神経という神経系が優位になるからです．このように自律神経によって無意識のうちに生体は調節されています．

　**レビー小体型認知症では，自律神経系が障害を受け，とくに交感神経系がうまく働かなくなります．**臨床上分かりやすく症状として現れるのは血圧変動で，注意深く血圧の経過をみると日差変動や日内変動が大きいことが分かります（図9）．臨床上問題ない程度の変動であればよいですが，進行してくると中には意識レベルの低下や失神をきたすような血圧低下を認めることがあり，そのときは対応が必要となります．

　血圧が低下する時の代表的なものは起立性低血圧です．起立性低血圧は寝た状態から座位になったり，座位から立ち上がったりと姿勢を大きく変えたときに大幅に血圧が下がり，立ちくらみ，めまい，失神などの症状を呈するものをいいます．意思疎通が可能なときはまだ患者さん自身が症状を訴えられるので周囲も気づき対応もできますが，意思疎通が困難となったときは血圧低下を見過ごされてしまい事故につながることがあります*．

　定時の血圧測定だけでなく，姿勢を大きく変えたときに「なにかいつもと違う」という状態に気づいたら迷わず血圧を測定するべきです．

　交感神経が弱まり，副交感神経が優位になると便通がよくなるはずですが，**レビー小体型認知症では便秘が問題となる患者さんが多くいます**[2]*．レビー小体型認知症で便秘が多いことに関しては，いくつか説はあるもののまだ機序が完全に解明されていません．便秘は食欲低下につながり，**レビー小体型認知症の食欲低下の原因の多くは便秘が関与していたという報告もある**くらいです[6]．

> ＊食に関しては，寝たきりに近い状態で療養していたレビー小体型認知症の患者さんが，食事をするからといって急に座位となったときに血圧低下を生じ，そのために食事ができなくなることがありました．
>
> [2]＊パーキンソニズムに対してレボドパなどの抗パーキンソン病薬が処方されていると，薬の副作用によって便秘がさらにひどくなります．

045

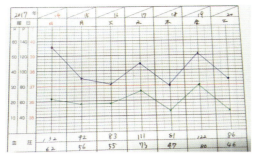

**図9｜レビー小体型認知症患者さんの血圧記録**
経時的な記録をみると，日によって血圧の変動が大きいことが分かります．

### ③うつ症状

　レビー小体型認知症に特異的な症状ではありませんが，抑うつ（気分の落ち込み）もよくみられる症状で，その頻度はアルツハイマー型認知症と比べても高いのが特徴です．抑うつ状態は食欲低下につながり，しばしば低栄養や痩せの原因となります．うつ症状に対しては抗うつ薬（SSRI や SNRI という薬剤）の使用が推奨されていますが，レビー小体型認知症における有用性については大人数の患者さんを対象にした詳細な報告はありません．個別対応として経過をみながらであれば SSRI や SNRI という抗うつ薬は試みる価値があると思われますが，抗コリン作用を有する**三環系の抗うつ薬などはパーキンソニズムの悪化や認知機能の低下をきたす可能性があるため避けるべきです．**

### ④嗅覚低下

　アルツハイマー型認知症でも嗅覚低下があることは前述しましたが（p.30 参照），レビー小体型認知症やパーキンソン病でも嗅覚低下が認められます[7]．その頻度はアルツハイマー型よりも高く，患者さんの9割以上といわれています＊．

　嗅覚低下は生命予後に直接関わることはなく，改善に緊急性を有するものではありませんが，やはり臭い（匂い）がしないというのは精神的苦痛を伴うものであり QOL を低下させます．現在の医学では，レビー小体型認知症でみられる嗅覚低下を改善する治療薬はなく薬剤以外の改善方法もないため，生活での支援が対応の柱となります．

＊その機序としてはレビー小体の主たる構成物質であるα-シヌクレインが嗅覚の神経に蓄積するためとされており，パーキンソン病やレビー小体型認知症を発症するよりも先に症状が出るといわれています．

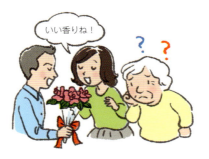

重度の嗅覚低下がみられるため，通常は気づくはずの臭い（匂い）にも気づかないことがあります．

## ⑤その他

過眠，無気力（アパシー），不安，繰り返す転倒などが知られており，複雑に絡み合って食欲低下の原因となることがあります．

## 3　レビー小体型認知症の食支援

　レビー小体型認知症の中核的特徴や支持的特徴を理解したところで，その結果出現する食行動の障害や嚥下障害に対する支援方法について解説していきます．レビー小体型認知症では，食行動の障害もみられますが，なにより大きな特徴は**誤嚥などの嚥下機能の障害が多いことです**．誤嚥は誤嚥性肺炎や窒息などの生命予後に直結するものですので，ぜひ食支援の方法や考え方を身につけてください．

　ここであげる食支援の方法は，その疾患の共通性からパーキンソン病患者さんにも使える方法が多いですので，もしパーキンソン病患者さんの食事を介助されることがあれば参考にしてください．

### 1）食行動の障害

　特徴的な食行動に分けて，原因と対応を解説していきます．

#### ①食べムラがある～食べたり食べなかったり

　レビー小体型認知症では認知機能の変動があるように，食行動についても同じように変動があります．食事時間が 15 分程度で終わるときもあれば（調子のよい時：オン状態），1 時間以上かかるといったこともあります（調子の悪い時：オフ状態）．また，自分でカトラリーを持って食事ができることもあれば（オン状態），口に入れてもらうなどの介助がないとまったく食べられないこともあります（オフ状態）．オフ状態のときに無理矢理食べてもらおうと介助すると，ムセの頻度も上がります（図 10）[8]．

　たまに食事のタイミングにオフ状態になったのであればよいのですが，食事のたびごとにオフ状態がやってくると必要栄養量を摂取することが難しくなります．しかし，認知機能の

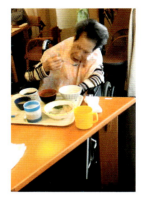

図10 レビー小体型認知症患者さんのオフ状態
オン状態のときはもう少しまっすぐ座れていますが，オフ状態になると姿勢が傾き食事も進まなくなります．

変動によって生じる食行動の変動は，キュアする（治す）ことは困難です．変動を嚥下訓練や薬剤でなくすことはできません．

キュアできないのであればケア（支援）を考えましょう．変動があるという特徴を介護者が知っておき，**調子のよい時に食事を行う，栄養摂取量を稼ぐといったように変動に合わせた対応がポイントとなります．**施設などで食事の時間がきっちりと決まっている場合などは個別対応が難しいかもしれませんが，「レビー小体型認知症は機能に変動があるもの」ということを知ったうえで，間食も利用しながらできる限りの対応を心がけてください*．

間違っても急に食べなくなったからといって「何で食べられないの！」とイライラしてはいけません．その時の食事が摂れていなくても，**1日単位や1週間単位で栄養が摂取できていればまったく問題ありません．**できる限りの支援をしつつ，長い目で観察することが重要です．そこでどうしても摂取カロリーが足りない場合には，経腸栄養剤（p.31参照）などを考慮するとよいでしょう．

＊私は，在宅の患者さんなどには経腸栄養剤を渡しておきます．そして「調子のよい時にこれを飲んでおいて！」と家族に申し送っておけば，オン状態のときを見計らって経腸栄養剤を摂取することができます．

②虫が入っているので食べない〜幻視の影響

レビー小体型認知症の中核的特徴の中でも有名なのが幻視ではないでしょうか？　見える物としては人や動物，虫が多いようです．周りに人や動物が見えている分には，食事にはあまり影響を与えないのでよいのですが（本人にとっては不快かもしれませんが），なかには「食事の中に虫が入っている」という幻視のために食事が進まなくなっている患者さんがいます．

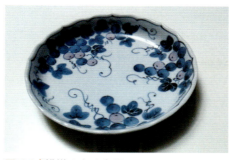

**図 11｜模様のある食器**
レビー小体型認知症患者さんにとっては，このような模様は幻視のために虫（イモムシ？）に見えることがあります．模様はない方がよいでしょう．

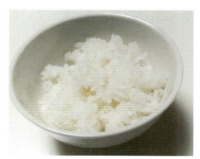 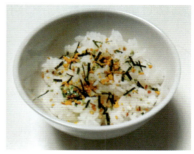

**図 12｜米飯**
右の米飯を見たときに私たちには「ふりかけがかけてある」ということが分かりますが，レビー小体型認知症の患者さんにとっては幻視のために「虫が入っている」ように見えることがあります．このような幻視が「食べない」という行動につながっていることもあります．

　対応としては，食器に模様があると，それらが虫に見えることがありますので（図 11），食器の模様はできる限りない方がよいでしょう．ご飯にふりかけがかかっていても虫に見えやすいようです（図 12）．薄暗くて物がはっきり見えないと幻視が誘発されやすいことがありますので，**食事場所の照明を明るくしておくことも幻視の予防に役立つかもしれません．**幻視が見えてしまった場合には，**一度その食事を下げてから，食器を変えたり照明を変えたりして，もう一度提供すると幻視が消失していることがあります．**

　興味深いのは，一部の患者さんは自分で病気のことを分かっており，自分で「幻視が見えている」ということが分かっています[*]．

　この**「病気としての認識がある」「自分をある程度客観視できる」**というところも，レビー小体型認知症の特徴の一つでアルツハイマー型認知症とは異なるところです．なので，アルツハイマー型認知症に対しては説明・説得は効果がありませんが，レビー小体型認知症に対しては効果があることがあります．虫

[*] 私の経験では，「私は今，そこに男の子が見えますが，これは幻視ですよね．人がいないのに『人が見える』と言うと，周りが気味悪がるから黙っているんです」という患者さんもおられました．

の幻視で食べられない場合には，「食器に虫がいるように見えますけど，それは模様なので安心して食べてくださいね」と説明すれば納得して食べる患者さんもいます．

幻視に対してはコリンエステラーゼ阻害薬が効果があることがあります．今のところ保険適用があるのはドネペジルのみですが，服用することによって幻視が軽減することが明らかとなっています．幻視自体が生活の障害にならないのであればそのまま経過をみたり，「それは幻視ですよ」と説明したりするのも一法ですが，それらがうまくいかないときは薬剤の使用も考慮するとよいかもしれません．また漢方薬である抑肝散（ヨクカンサン）(54)（漢方製品番号）にも幻視を軽減する効果があるので患者さんによっては試してみてもよいでしょう．

### ③ボーッとして食べない～血圧の低下

レビー小体型認知症の血圧変動（低下）を軽視してはいけません．**姿勢の変化や食事の影響によって思いがけず低血圧になり，気分不良や意識レベル低下をきたしている患者さんがおられる**ということは必ず覚えておいてください．大きく姿勢を変えたときに様子がおかしければ，まず血圧の低下を疑うようにしてください．

#### 起立性低血圧　CASE STUDY

私が担当していた82歳女性のレビー小体型認知症の患者さんがおられました．食事がなかなか進まないので診てほしいという依頼があり，自宅に訪問診療に伺いました．伺ったときはベッドで水平位に寝ておられたのですが，その状態で血圧を測ったところ124/74mmHgであり発熱や酸素飽和度も問題なかったため，ベッドのリクライニングを起こしていつも通りの姿勢で食事を摂ってもらうことになりました．食事を介助しようと家族が患者さんにエプロンを着けていたところ，どうも患者さんの様子がおかしいのです．いつも以上に表情が乏しくなり，「おやっ？」と思い話しかけると応答はありましたがはっきりせず，脈もぎりぎり触れる程度であり急いで血圧を測ると今度は82/58mmHgになっていました…．食事時に急に姿勢を起こしたので，それが原因で起立性低血圧になっていたのでした．それ以降は，食事の30分前から少しずつリクライニングを上げるようにして，食前に血圧を測って低下がないことを確認してから食事を始めるように指導すると，それ以降は比較的スムースに食事ができるようになりました．

また，起立性低血圧以外にも**食事性低血圧**があることが知られており，これは高齢者全般によくみられる症状ですが，レビー小体型認知症やパーキンソン病ではその頻度や症状が重度となります[9]．具体的な症状としては食後30分～1時間の間（一部は食事中）に血圧が低下するという状態であり，収縮期血圧[*]が20mmHg以上下がる場合を指します．炭水化物（糖質）[2*]を多く食べるととくに症状が出現しやすいといわれていますので，生活面からできる予防法としては，食べ過ぎない，ゆっくり食べる，炭水化物を少なめにするなどがあります．

キュア的対応としては，レビー小体型認知症でみられる起立性・食事性低血圧に対して，抗パーキンソン病薬の一つであるドロキシドパやミドドリンなどが用いられることもありますが，レボドパやドパミンアゴニストは症状を悪化させる可能性も指摘されています．したがって，血圧変動に対しては薬物ではなくケア的対応を考えてあげてください．具体的には前述のように，**起立性低血圧に対しては姿勢を変えた場合は血圧を測る，姿勢を変えた後すぐ食事をしないといったところに注意し，食事性低血圧に対しては，食後すぐの運動や入浴は避ける，食後しばらくは見守る**などといった点に注意することで不要な事故を回避することができます[3*]．

### ④食欲がない，食事が美味しくない～嗅覚低下の影響

嗅覚低下もレビー小体型認知症とパーキンソン病の代表的な症状です[4*]．現在の医学では，レビー小体型認知症でみられる嗅覚低下を改善する治療薬はなく，薬剤以外の改善方法もないため，生活での支援が対応の柱となります．

食事場面では薄い味つけの食事は「おいしくない」と感じられることがあるため濃い味の食事を提供したいところですが，だからといって糖分や塩分が多くなるのは好ましくありません．酢や香味野菜，香辛料を効果的に使った食事の提供を心がけましょう[5*]．

患者さんが「おいしくない」と感じた食事であっても，意思疎通が可能であれば「栄養摂取のために食べてください」といった説明をすることで摂取量を確保することができますが，認知機能が低下して意思疎通が困難となった患者さんではそういった説明は意味をなしません．認知症患者さんの嗅覚低下や嗜好はキュアすることができません．認知機能が低下した患者さんは「おいしくない」もの

[*] 心臓が血液を送り出すときの血圧を指し，普段の会話では「上の血圧」などと言われます．反対に心臓が送り出す血液をためているときの血圧は拡張期血圧，会話では「下の血圧」と言います．

[2*] 三大栄養素〔炭水化物（糖質），たんぱく質，脂質〕の一つ．米飯，パン，麺類などに多く含まれます．

[3*] 起立性・食事性低血圧は，レビー小体型認知症やパーキンソン病以外にも多系統萎縮症（オリーブ橋小脳萎縮症，線条体黒質変性症，シャイ・ドレーガー病）などでみられます．それら疾患の患者さんのケアのときは注意しておいてください．

[4*] アルツハイマー型認知症での嗅覚低下は，臭いを記憶・照合する脳の部分の障害で起こるといわれていますが，レビー小体型認知症では，臭いを嗅ぐ神経そのものにレビー小体が蓄積することで生じるといわれており，同じ嗅覚低下でもその機序が異なります．

[5*] 具体的な食事の内容は栄養士に相談するのもよい方法ですが，そのときには「嗅覚が低下した患者さん向けの食事」といったように病態をきちんと申し送る必要があります．

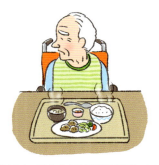

嗅覚は食事をおいしく味わうために重要ですが，レビー小体型認知症では重度の嗅覚低下がみられます．

は食べません．**嗅覚低下に留意して食欲を引き出すような食事を提供できるようにしましょう．**

⑤薬剤の影響〜思っているよりも多い薬剤性の食欲低下

レビー小体型認知症は，**抗精神病薬に対して過敏**であり，少量であってもパーキンソニズムや誤嚥をはじめとするさまざまな副作用が出ますが，**他の薬剤に関しても過敏性を示すことがあります．**

第4部（p.111〜）で詳しくあげたように，食欲低下を引き起こしやすい薬剤は多く，レビー小体型認知症においてもそれらの薬剤が処方されると食欲が低下しますが，**とくに注意が必要なのは睡眠薬や抗不安薬として用いられるベンゾジアゼピン系の薬剤です．** 通常量が処方されると，レビー小体型認知症の患者さんには効きすぎることがあり，その結果，過眠やせん妄，筋力低下が出てしまい食欲低下を引き起こします．

レビー小体型認知症ではレム睡眠行動障害がみられますが，患者さんや家族はレム睡眠行動障害を「夜に熟睡できていない」と解釈してしまうことがあり，その訴えをそのまま医師に伝えると，医師は「では，睡眠薬を出しておきましょう」という判断をしてベンゾジアゼピン系の睡眠薬を処方してしまうかもしれません．この時に「レビー小体型認知症である」ということを知らずに通常量が処方されると，作用・副作用が強く出てしまいます．**睡眠障害があるという前に，「レビー小体型認知症である」という大前提を忘れてはなりません．**

レビー小体型認知症に適応はありませんが，まれにアルツハイマー型認知症と誤診されてメマンチン（メマリー®）が処方されていることがあります．メマンチンも傾眠を生じ食欲低下の原因となりますが，レビー小体型ではその副作用が強く出てしまいます．**レビー小体型認知症でメマンチンが処方されているときは注意しましょう．**

⑥便が出ないと食べる気がしない〜消化管運動低下の影響

レビー小体型認知症やパーキンソン病では消化管運動が悪くなるため，ほとんどの患者さんで便秘がみられます．その罹患率は詳細な報告はないものの90％以上であるといわれていますので，たかが便秘と侮れません．**レビー小体型認知症の食欲低下の原因としては，便秘が多いことが知られています**[6]．患者さんが食欲低下を呈した時は，その原因として嗅覚障害やうつ症状も疑う必要がありますが，便秘も必ず疑ってください．食欲を低下させない

052

ためには排便コントロールがポイントになります．

便秘に対しては種々の下剤が用いられますが，患者さんによっては漢方薬の麻子仁丸(126)が非常に有効に作用します．酸化マグネシウムやピコスルファートよりも自然な排便が促せる場合が多いですので試してみる価値はあると思います．その他，最近効果が期待されているのはルビプロストンです．消化管運動の改善を期待してモサプリドやドンペリドンが処方されることがありますが，**ドンペリドンはパーキンソニズムや嚥下障害の悪化の可能性があるためできる限り避けましょう．**

一般に便秘改善として行われる，食物繊維を多く摂る，適度に身体を動かす，水分をしっかり摂るという，生活習慣からのアプローチももちろん重要です．

#### ⑦うつ症状～食べる気がしない

うつ症状に伴う食欲低下があるときには漢方薬の使用も一法です．漢方薬はどうしても効果の有無が「患者さんによりけり」となりますが，六君子湯㊸，補中益気湯㊶，加味帰脾湯㊾などがレビー小体型認知症でみられる食欲低下に効果があることがあります．

代表的な抗うつ薬（SSRIやSNRIという薬剤）のレビー小体型認知症における有用性については大人数の患者さんを対象にした詳細な報告はありませんが，個別対応として経過をみながらであればSSRIやSNRIという抗うつ薬は試みる価値があると思われます．

### 2）嚥下機能の障害

アルツハイマー型認知症とレビー小体型認知症の違いは種々ありますが，大きな違いの一つが嚥下障害・誤嚥のリスクです．アルツハイマー型認知症が終末期にならないと誤嚥が目立たないのに対し，レビー小体型認知症では中期あたりから誤嚥がみられるようになります（図13）[10]．したがって，レビー小体型認知症のケアを考えるときには誤嚥は避けては通れ

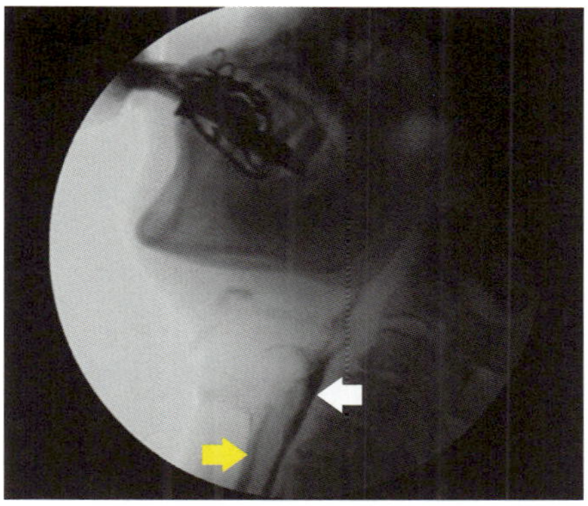

**図13 レビー小体型認知症の誤嚥（嚥下造影検査）**

手を引けば歩けるくらいの患者さんでしたが，検査をすると多量のとろみつき液体の誤嚥（黄矢印）が認められました（白矢印は正常に嚥下されて食道に入った液体）．

ない重要な問題です*.

誤嚥というと対処法として「嚥下訓練」が頭に浮かぶかもしれませんが，**レビー小体型認知症によって生じた誤嚥を訓練で治すことはできません．**訓練によって嚥下機能を改善するのではなく，レビー小体型認知症の特徴を踏まえたケアを考えていきましょう．

* まれに「皮質型」のレビー小体型認知症があり，その場合は大脳基底核の症状が少ないために嚥下障害も軽度です．

誤嚥については第３部（p.85～）で詳しく解説していますので，そちらを参考にしてケアにあたってください．

## 4　レビー小体型認知症の経口摂取機能の推移

以上，レビー小体型認知症における食支援について症状と対応を説明してきました．レビー小体型認知症も進行性ですので，経過の流れをイメージできると先回りしてケアの準備や心づもりをしておくことが可能になります．一般的なレビー小体型認知症の進行に沿った経口摂取機能の推移を概説します．

### ①初 期

初期のレビー小体型認知症では，記憶障害はあまりみられず，中核的特徴である認知機能変動，幻視，パーキンソニズム，レム睡眠行動障害がみられます．

食に関する症状としては**食欲低下が主症状になります．**抑うつ症状に起因する食欲低下は抗うつ薬によって食欲が改善する場合もありますが，前述のようにレビー小体型認知症では思いがけない薬の副作用が出ることがあるため個々の患者さんに合わせた対応が必要です．

**嗅覚低下**も初期からみられ，食欲に影響がない場合も多々ありますが，なかには「薄味でおいしくない」といった訴えを聞くこともあります．訴えがあったときには，香りや味のはっきりした食事を提供するとよいでしょう．

**幻視**のために，食器の模様や米飯にかかっているふりかけを見て，「食事に虫が入っている」といって食事が進まなくなることがまれにあります．幻視に対しては抑肝散（ヨクカンサン）(54)やドネペジルで改善がみられることもありますが，食支援としては幻視を誘発するような食器や食事内容を避けるなどのアプローチが有効です．薄暗いところほど幻視が出ることがありますので，照明を明るくすると幻視が軽減することもあります．

また，**消化管運動の低下も比較的初期から出現します．**便秘による腹部膨満感のために食欲が低下している患者さんも多いです．便秘に対しては，十分な水分摂取や運動はもちろんのこと，種々の下剤を駆使して排便のコントロールを行うようにしましょう．

### ②中 期

中期になってくるとパーキンソニズムが進行し，まっすぐに座ることができなくなってきます．脳血管障害がないにもかかわらず，**座ると常に左右どちらかに傾くという症状はレビ**

ー小体型認知症を疑う所見の一つです．認知機能の変動が食事場面でもよくみられるようになり，**顕著な食べムラ**（食事をスムースに食べる時と食べない時がある）が出現します．食事時間に認知機能の低下が現れると，十分に栄養を摂取することが難しくなってきます．食事介助で無理矢理食べさせても誤嚥のリスクが高くなりますので，**食事時間内の食事にこだわらず，調子のよい時に栄養摂取量を稼ぐような対応が望まれます．**

　レビー小体型認知症の一番の嚥下の特徴は，この**中期の段階から重度の誤嚥を生じる患者さんが多い**という点です．ある程度意思疎通が可能であり，介助歩行が可能なくらいの全身状態であっても，誤嚥性肺炎を生じることもあります．レビー小体型認知症に起因する誤嚥は「治らない」嚥下障害であるため嚥下訓練などでの改善は望めません．嚥下内視鏡などを用いて適切なタイミングで機能を評価し，肺炎になる前に機能低下に合わせて食事のレベルを下げる，水分にはとろみをつけるなどの対応が必須です．

　この段階で気をつけるべきは投薬，とくに**向精神薬（抗不安薬，睡眠薬，抗精神病薬など）の処方の回避・見直し**です．薬が効きすぎるのがレビー小体型認知症の特徴ですが，とくにこの段階では薬剤有害事象が増えてきます．せん妄などをコントロールしようとして，向精神薬を投与すると妄想・傾眠・誤嚥の原因となります．その他，抗コリン作用を有する薬剤（抗コリン薬，抗ヒスタミン薬，H2受容体拮抗薬）でも妄想や傾眠，認知機能低下の可能性があります．レビー小体型認知症で嚥下障害や食欲低下が出現したときは，薬の副作用の影響を必ず考慮しましょう．

　一部の患者さんでは，ACE阻害薬，アマンタジン，シロスタゾール，半夏厚朴湯⑯（ハンゲコウボクトウ）などが嚥下機能改善・肺炎予防に有効なことがあります．

### ③末　期

　末期になるのは発症してから5〜10年くらいといわれますが，なかには急に進む場合があり1年で末期を迎える患者さんもいます．

　活動性はほぼなくなり，**全身が固く動かなくなって寝たきり**になります．レビー小体型認知症は自律神経症状があり，血圧変動が激しいですが，末期になると**起立性低血圧や食事性低血圧の症状もひどくなります．**食事時や口腔ケア時の体位変換にも注意を要します．姿勢を大きく変えた時などに意識レベルの低下があった時には，まず血圧低下を疑いましょう．この段階では昇圧剤の効果はほぼありません．

　誤嚥もさらに重度になり，唾液も嚥下不可能となってきます．どれだけ懸命に食支援を行っても経口摂取が不可能になったり，**誤嚥性肺炎を繰り返したり**するようになります．

　この段階であっても，「もっと食べてほしい」「肺炎を予防してほしい」と訴えられる家族や介護職もいます．そういう場合には，ただ単に終末期であることを告げるのではなく，**終末期を迎えつつあるというストーリーを医学的な背景や病態に基づいて説明することが重要だと私は考えています．**決して疾患の進行を止めることはできませんが，「やるべきこと，できることをし尽くした」と家族が思えれば，それが終末期の受け入れにつながると思い

す.

＊　　　＊　　　＊

　認知症というとアルツハイマー型認知症が割合としては多いため，どうしても「認知症の
ケア＝アルツハイマー型認知症のケア」となっていることがあります．しかしながらレビー
小体型認知症とアルツハイマー型認知症とは，嚥下や食の特徴がまったくといってよいほど
異なります．生命予後に大きく関わる誤嚥性肺炎のリスクだけみても両者は別物です．「認
知症」とひとくくりにするのではなく「レビー小体型認知症」としてケアにあたりましょう．
　臨床では，診断されていないレビー小体型認知症も多く存在します．そもそもレビー小体
型認知症であることに気づかれなければ，適したケアを提供することはできません．**認知症
に関わる全医療・介護職，家族がレビー小体型認知症の特徴やケア方法を知っておく必要が
あります．**

### 参考文献

1) Kosaka, K. et al. Presenile dementia with Alzheimer-, Pick- and Lewy body changes. Acta Neuropathol. 36, 1976, 221-33.
2) 山田律子. 認知症の人にみる摂食・嚥下障害の特徴と食事ケア. 認知症ケア事例ジャーナル. 1 (4), 2009, 428-36.
3) 小阪憲司. "レビー小体型認知症は三大認知症の1つ". 知っていますか？レビー小体型認知症. 大阪, メディカ出版, 2009, 14-5.
4) 駒ケ嶺朋子ほか. Lewy 小体病における幻覚とザシキワラシとの類似点：民俗学史料への病跡学的分析の試み. 神経内科. 84, 2016, 513-9.
5) Uchiyama, M. et al. Pareidolias: complex visual illusions in dementia with Lewy bodies. Brain. 135, 2012, 2458-69.
6) 山田律子. 認知症高齢者の食べる喜びに向けた看護. 老年精神医学雑誌. 27 (3), 2016, 296-303.
7) Williams, SS. et al. Olfactory impairment is more marked in patients with mild dementia with Lewy bodies than those with mild Alzheimer disease. J Neurol Neurosurg Psychiatry. 80 (6), 2009, 667-70.
8) 園部直美ほか. レビー小体型認知症. 地域リハビリテーション. 7 (6), 2012, 453-7.
9) 長谷川康博. 5.食事性低血圧の臨床 /1. 神経変性疾患 b. パーキンソン病・類似疾患. 知っていますか？食事性低血圧. 高橋昭監修. 東京, 南山堂, 2004, 150-65.
10) 野原幹司. 口のリハビリテーション事始 認知症高齢者の嚥下リハ. 回復期リハビリテーション. 13 (3), 2014, 35-42.

# 第3章 血管性認知症 ●「多彩な症状を示す」認知症

血管性認知症は，脳の血管の障害や血流の低下の結果生じる認知機能障害のことをいいます．四大認知症の中でも，他の3つの変性疾患による認知症とは異なり，**非変性疾患**に分類され，そのため他の変性性認知症とは分けて考えられることもあります．

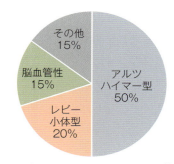

**図1** 認知症の原因疾患の内訳[1]
血管性認知症は3番目に多いと考えられています（諸説あり）．

かつて血管性認知症は，アルツハイマー型と同時には発症しない別の疾患と考えられていたため，診断をつけるときに「アルツハイマー型か血管性か」という二者択一を迫られていた時代がありました．そのため，脳のCTやMRIといった画像診断により脳血管障害が見つかると自動的に「血管性認知症」と診断され，その結果，血管性認知症は長い間，最も多いタイプの認知症と考えられていました．しかし，近年になってアルツハイマー型認知症の診断技術が上がり，「脳血管障害を伴うアルツハイマー型認知症」や「血管性認知症とアルツハイマー型認知症の混合型」といった考え方が広まってきたため，純粋な血管性認知症の有病率は相対的に低下しています．アルツハイマー型に次いで2番目に多い認知症とする報告もありますが，中にはレビー小体型認知症よりも有病率は低い，すなわち3番目に多い認知症とする報告もあります（図1）[1]．

## 1 血管性認知症の特徴

**血管性認知症の特徴は，障害が非常にバリエーションに富む**というところです．障害を受ける血管の部位によって，その部位に応じたさまざまな障害が現れるため，「血管性認知症の患者さん」といわれてもなかなか症状をイメージできないのではないでしょうか．そのなかでも血管性認知症で比較的共通してみられる障害としては，**遂行機能障害**\*や注意障害，歩行障害があります．

他の変性性認知症との違いとしては，**記憶障害は比較的軽度で，末期まで人格が保たれることが多い**という点です．そのため，例えば遂行機能障害のために食事に時間がかかったとしても，（他の認知症でも同様ですが）ぞんざいな態度をとってはなりません．患者さんは分か

\*目標を設定し，そのプロセスを計画・効果的に行動していくことができなくなることをいいます．遂行機能障害があると，指示されたこと「だけ」はできますが，自分から行動を起こすことが苦手になります．家事，とくに料理ができなくなるのも典型的な症状です．実行機能障害ともいわれます．

057

っています．さらに，人格が保たれているために食事の嗜好の主張がはっきりしていたり，食事を介助する人によって反応が異なったりするといった態度につながります．

あと忘れてならないのは，**「脳卒中＝血管性認知症」ではない**ということです．もちろん脳卒中に起因して血管性認知症を発症することもありますが，脳卒中になっても認知機能にまったく問題ない方もいます．両者をひとくくりにしてケアにあたることは避けてください*．

＊もし知り合いの方で脳卒中の既往がある方がおられたら，ちょっと思い出してみてください．脳卒中によって多少の手足の麻痺はあるかもしれませんし，ろれつが回らない方や言葉が出てこない方もおられるかもしれません．でも，記憶・判断・理解などの認知機能に障害があるかというと，ない方も多くおられるでしょう．

## 2 血管性認知症の分類

変性性認知症においては中核症状や中核的特徴といった特徴的な所見がありますが，血管性認知症は病変部位によって症状が異なるため，すべての血管性認知症を網羅するような特徴的な所見をまとめることが困難です．そこで病変部位ごとに細分化すると，特徴的な所見が少し見えてきます．ここでは嚥下や食の視点から，脳の病変部位の分布パターン別の主要3タイプについて解説します（図2）[2]．

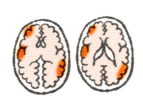

皮質性血管性認知症

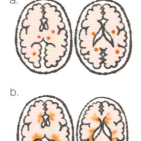

皮質下性血管性認知症
a. 多発性ラクナ梗塞
b. ビンスワンガー病

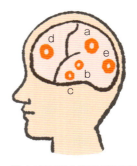

局在病変型血管性認知症
a. 角回
b. 視床
c. 前脳基底部
d. 前大脳動脈領域
e. 後大脳動脈領域

図2│血管性認知症の3つのタイプ

## 1）皮質性血管性認知症

　脳の比較的大きな動脈が閉塞したり（脳梗塞），その動脈から出血したり（脳出血）することによって*，主に大脳の表面近く（大脳皮質といいます（図3））の脳細胞が複数か所ダメージを受けて生じる認知症のことをいいます（図4）．

　大脳皮質は部位ごとに担う機能が異なります．運動・感覚・視野・言語などを担う部位が皮質の中でそれぞれ決まっており，その皮質の部位がダメージを受けると，それに対応した機能が障害されます（図5）[2*]．複数か所がダメージを受けると，対応した機能の障害に加えて認知機能の低下が認められるようになります．

＊脳梗塞と脳出血を合わせて「脳卒中」と呼びます．
[2*]脳卒中が生じる血管と症状
前大脳動脈領域：発語減少，情動障害，遂行機能障害，意欲低下
中大脳動脈領域（最も頻度が高い）：片麻痺，失語・失行，注意障害
後大脳動脈領域：視野障害，視覚失認

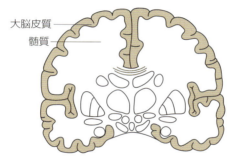

**図3｜大脳皮質（冠状断面図）**
大脳の表層にある部分を大脳皮質といいます．

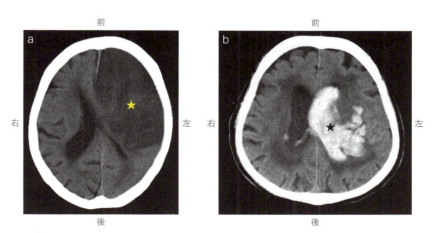

**図4｜脳卒中の頭部 CT 画像**
a：脳梗塞（☆），b：脳出血（★）
脳卒中には脳の血管がつまる「脳梗塞」と脳の血管が破れる「脳出血」があります．
（医療法人藤仁会 藤立病院 上田章人先生提供）

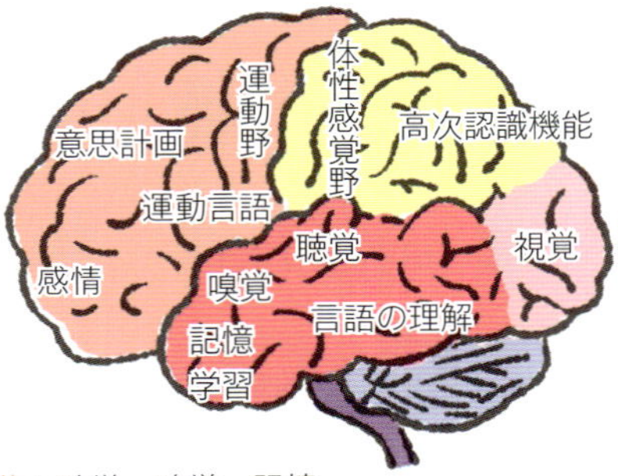

前頭葉：思考と感情と運動系　　　頭頂葉：感覚系

意思計画
運動野
体性感覚野
高次認識機能
運動言語
感情
聴覚
視覚
嗅覚
言語の理解
記憶
学習

後頭葉：視覚

側頭葉：聴覚，嗅覚，記憶

**図5│脳の機能局在**

大脳皮質は部位によって担う機能が異なります．
該当する部位がダメージを受けると，それに対応した機能が障害されます．

　ただしこれらを血管性認知症と呼ぶのには異論も唱えられています[3]．ここからは少し難しい話になりますので，嚥下や食以外に関心が低い方は読み飛ばしてもらってかまいません．

　脳梗塞・脳出血の結果，複数の脳の部位がダメージを受け，その脳の部位に対応するところに機能障害が生じたとします．その機能障害のために，これまでのような社会生活が送れなくなったとすれば，現象だけを見ると皮質性血管性「認知症」とすることは可能です．しかし，こういった機能障害は，認知症という言葉を使わずに，「脳梗塞による言語の障害」や「脳出血による空間認知機能の障害」といった表現にすることも可能です．そうなると「認知症」ではなく，「脳卒中の症状」と解釈できることになります．

　食支援や嚥下リハの場では，皮質性血管性認知症という脳の障害による機能低下の概念は病態を考えるときに重要になります．したがって，本書では皮質性血管性認知症を一つの独立した血管性認知症の分類として扱います．

　**皮質性血管性認知症では，脳の病巣に対応する機能の障害（麻痺など）と血管性認知症に共通してみられる遂行機能の障害を呈します．**もちろん脳の病巣はきっちりと「感覚のみの障害」「言語のみの障害」といった症状を呈するものではなく，病巣の広がりによって複数の症状を呈します．

### ①偽性球麻痺って？

　嚥下で重要なのは，皮質の片側のみがダメージを受けた場合には重度の誤嚥を生じることは少ないということです．その理由は，嚥下に関わる咽頭や喉頭の筋肉は左右両方の脳からの指令がきているためです（図6）．すなわち，脳卒中などで片方の脳からの指令が出なくなっても，もう片方からの指令が出ていれば，ほぼ問題なく咽頭・喉頭は動きます．そのために**脳の片側のみのダメージであれば，誤嚥することはほぼありません．**

　しかし，厄介なのは両側の皮質に脳卒中が生じたときです．

＊脳の中心部には「延髄」といわれる部位があります．延髄は指令の中継点であり，左右の皮質からの指令を一つにまとめて，嚥下に関わる筋肉に指令を出します．そのため，延髄に脳卒中が生じると，1回の脳卒中であっても嚥下に関わる筋

**両方がダメージを受けると，さすがに咽頭や喉頭にスムースな嚥下の指令が出なくなりますので咽頭・喉頭がうまく動かず誤嚥するようになります．**そういった脳の両側のダメージによって生じる咽頭・喉頭の麻痺のことを「偽性球麻痺（仮性球麻痺）」*といいます（図6）．脳卒中の既往がある患者さんのケアにあたるときには，「脳卒中が片側か両側か」に気をつけてみるようにしましょう．

> 肉がうまく動かなくなり嚥下障害をきたします．延髄は「球」状をしているので，この延髄の脳卒中によって生じる麻痺のことを「球麻痺」と呼びます．皮質の左右が脳卒中になった場合には，延髄は正常であっても延髄に指令が入ってこないために，あたかも延髄（球）が障害されたかのような麻痺を生じます．その麻痺のことを「偽物の球麻痺」という意味を込めて「偽性球麻痺」と呼びます．

### 脳卒中を繰り返しても… CASE STUDY

　私の担当で78歳の血管性認知症の患者さんがおられました．脳卒中の既往が5回あると聞いていたので誤嚥を心配しましたが，詳しく聞くと脳卒中は5回とも左側ということでした．失語や四肢の麻痺等はありましたが，誤嚥はなく全量経口摂取することができていました．

a. 正常　　b. 片側の脳卒中　　c. 両側の脳卒中　　d. 延髄の脳卒中

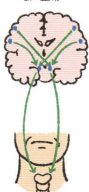
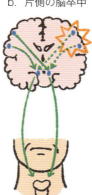
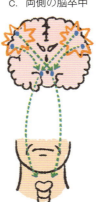
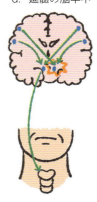

**図6｜大脳皮質の両側支配の概念図（偽性球麻痺と球麻痺）**
a. 正常
b. 片側の脳卒中．障害されていない側の皮質からの指令があれば，ほぼ正常に嚥下動作が生じます．
c. 両側の脳卒中．両側にダメージがあると正常な指令が出なくなるため，嚥下動作が障害されます（偽性球麻痺）．
d. 延髄の脳卒中．片側であっても正常な指令が出なくなるため，嚥下動作が障害されます（球麻痺）．

②パッと見た印象で判断しないで！

　皮質性血管性認知症の患者さんは，脳の運動を司る部位（運動野）や言語を司る部位がダメージを受けるため失語や片麻痺などを生じ，見た目としては重度の障害があるように見えます．ただし，片側の脳卒中の場合はもちろんのこと，両側であっても食事内容などを工夫すると，ひどい誤嚥をすることなく，意外と食べられることがあります（図7）．

　反対に，後述する皮質下性血管性認知症の患者さんは，手足の麻痺があまりみられず，見た目としては軽症に受け取られがちですが重度の誤嚥がみられることがあります．**血管性認知症の患者さんは見た目の重症度に惑わされないように食支援をしましょう．**

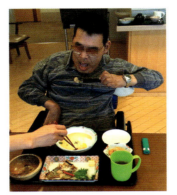

**図7｜皮質性血管性認知症の患者さん**
両側の脳卒中の既往があり左右上肢に麻痺があり失語症状もあります（左側の麻痺は軽度）．
そのため見た目は重症な印象を持つかもしれませんが，水分にはとろみが必要なものの，嚥下機能は比較的良好に保たれています．

### 重症度イメージと嚥下機能　　　CASE STUDY

　私が担当した患者さんで，脳梗塞を3回経験され胃瘻のみで栄養摂取されていた77歳の血管性認知症と診断のついている男性がいました．患者さん本人に経口摂取の希望を聞くと言葉はしゃべれませんでしたが，「食べたいですか？」と聞くとうなずく動作がありました．家族も「口から食べてほしい」という希望があったものの，手足が麻痺して重度の痙縮（筋肉が収縮して動かなくなっている状態）があったため，「重度の後遺症で口から食べるのは難しそう」と思っていたとのことでした．そこで実際に嚥下機能をみるために嚥下機能検査を行ったところ，ゼリーやとろみをつけた水分であれば誤嚥なく安全に嚥下できていました．

　脳卒中による手足の麻痺からくる重症度のイメージと嚥下機能は一致しないことがあるなぁ，と再認識した患者さんでした．

### ③皮質性血管性認知症の嚥下リハのポイント

嚥下リハでのポイントは，脳卒中による麻痺がみられることが多く，その場合は運動障害に対するアプローチが必要となります．また，偽性球麻痺がある場合は，誤嚥に対するアプローチも必要です．誤嚥については第3部（p.85～）に解説がありますので，該当するところを参考にして嚥下リハに取り組んでください．

偽性球麻痺に関しては関連書籍も多く出ていますので，それらを参考にするのもよいでしょう[4]．ただし，**皮質性血管性「認知症」の場合は，単純な偽性球麻痺だけでなく，「認知症のために意思疎通が難しく，回復が困難な慢性期の患者さんである」ということを忘れてはなりません**．脳卒中回復期の偽性球麻痺の嚥下リハを，そのまま引用するのではなく，自分で患者さんの特徴にあったメニューを取捨選択するように心がけてください．

## 2）皮質下性血管性認知症

血管性認知症の本態は，この皮質下性血管性認知症であるといわれています．脳の外側にある大脳皮質ではなくて，大脳皮質の内側にある白質や大脳基底核という部位が障害されることから，皮質「下」性と呼ばれます（図8）．皮質下の病変を生じる原因としては，大きく分けてラクナ梗塞とビンスワンガー病（白質病変）があります[5]．

### ①ラクナ梗塞

ラクナ梗塞は，皮質下に生じる直径15mm以下の小さな脳梗塞です（図9）．生じた時に大きな発作を伴うことはなく，軽度の運動麻痺やしびれ感が起こることがありますが，発症してもあまり明確な麻痺を生じることなく経過することもあります*．

ラクナ梗塞の原因の第一にあげられるのが高血圧です．高血圧のために脳の穿通枝[2]*といわれる細い血管に動脈硬化が生

> *「手足に麻痺はないけれども，脳のMRIを撮ったら年齢相応の小さい脳梗塞がパラパラとあった」という高齢者の話を聞いたことはないでしょうか？その「小さい脳梗塞」というのがラクナ梗塞です．
> [2]*主要な脳動脈から枝分かれして，脳の深い部分に酸素や栄養を送り届けている直径100～300μm程度の細い血管のこと．基底核，白質，視床，橋などに分布しています．

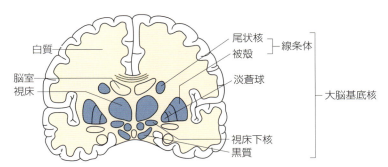

**図8｜白質と大脳基底核（冠状断面図）**
大脳皮質の下（内側）に存在します．ここの障害が血管性認知症の本態です．

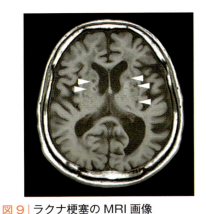

**図9｜ラクナ梗塞のMRI画像**
大脳基底核に小さな脳梗塞（矢印）が複数認められます．

じ，血管がもろくなって閉塞してラクナ梗塞となります．前述のようにラクナ梗塞は症状がなく発症していることがあり，患者さんや家族に自覚がなく，脳のCTやMRIが撮られていないために診断がついていないことが多々あります．そのため臨床では，**明確な脳梗塞の既往がなかったとしても高血圧がある高齢者をみたときは「ラクナ梗塞があるかも」と思ってケアにあたるようにしましょう．**

②ビンスワンガー病（白質病変）

　ビンスワンガー病は脳卒中に分類されることがないため，ちょっと捉えどころがなく，これまであまり話題に上ることがなかったかもしれません．

　ビンスワンガー病とは，脳の血流障害のために大脳皮質の内側にある白質＊（図8，10）という部位の神経線維が変性することによって脳全体の活動性が下がり，認知症の症状を示すも

＊大脳皮質や大脳基底核，視床にある神経細胞が多いところを「灰白質」といい，大脳皮質の内側にある神経線維が多いところを「白質」といいます．

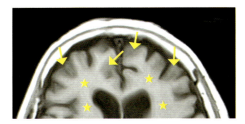

**図10｜灰白質と白質（前頭葉）**
外側の灰色に見えるところが灰白質（→），内側の白く見えるところが白質（☆）です．
白質には神経細胞の核ではなく神経線維が豊富に含まれます．

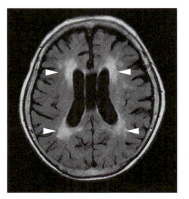

**図11｜白質病変**
脳室周囲の白質に変性（矢印）を認めます．

のを指します．白質にある神経線維の変性はMRIを撮るとよく分かり（図11），その**検査所見には「白質病変」や「脳の虚血性変化」と書かれています．**

ただし，「白質病変＝ビンスワンガー病」という単純なものではありません．白質の病変は認知症の症状を示していない高齢者でも認められることがあり，またアルツハイマー型認知症でも認められることがあります．白質病変があり，かつ血管性認知症の症状がみられるときに，ビンスワンガー病が診断の候補にあがります．

さらにややこしいのが，MRIで重度の白質病変があり血管性認知症の症状があっても，医師によってはビンスワンガー病という病名をつけない場合があるということです*．ビンスワンガー病という診断名がなくても，白質病変やそれによる血管性認知症の存在を疑えるようになりましょう．

白質病変の主な原因は，高血圧や動脈硬化，加齢が考えられています．臨床では，**高血圧や糖尿病，高脂血症の既往がある高齢者（だいたい70歳以降）を見かけたときは，**ビンスワンガー病や血管性認知症といった病名がなくても，**「白質病変があるかもしれない．血管性認知症の可能性があるかもしれない」**という目で見るようにしておくとよいでしょう．

> *「血管性認知症」と書かれていることや，単に「認知症」とだけ書かれていることもあります．中にはビンスワンガー病の症状があっても「アルツハイマー型認知症」と診断（誤診？）されていることもあり，注意が必要です．

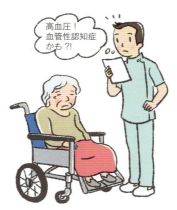

高齢で高血圧，糖尿病，高脂血症があれば血管性認知症の可能性を考えましょう．

### ③皮質下性血管性認知症の症状〜誤嚥に注意！

本によっては，「血管性認知症は非進行性で脳卒中になるたびに段階的に悪くなる」と書いてあるものもありますが，その特徴は皮質性には当てはまるものの皮質下性にはあてはまりません．ラクナ梗塞による認知症の場合はラクナ梗塞が生じるたびに認知機能が低下していくこともありますが，気づかれずに生じるラクナ梗塞も多いため，臨床的な印象としては「きっかけなく徐々に悪くなった」と受け取られがちです．また，ビンスワンガー病（白質病変）も徐々に白質が変性していくため，症状は進行性の形を取ります．そういう意味では，臨床的には血管性認知症も「進行性」と考えてよいと思います[6]．

皮質下性血管性認知症でみられる症状としては，皮質性にみられる麻痺などはあまり目立たないものの，**歩行障害，バランス障害といったレビー小体型認知症と似た症状（基底核症状，パーキンソニズム）がみられます**．そのため，患者さんのなかには「脳血管性パーキンソン症候群」という病名がついていることがあります．レビー小体型認知症と似ているということは，ピンとくる方もおられるかもしれませんが，レビー小体型認知症と同様，誤嚥などの嚥下障害もよくみられます．やはり，パッと見た印象も同様に，ソワソワ・キョロキョロしているアルツハイマー型認知症よりも，ボーッとしているレビー小体型認知症に似ています．その他，うつ傾向や感情失禁\*が多いのも特徴です．

皮質下性血管性認知症の食支援を考えるにあたり，最もポイントとなるのは，**レビー小体型認知症と同じ「誤嚥する認知症」**であるということです[7]．誤嚥への対応については第3部（p.85～）を参照してください．

> \* 小さな刺激であっても，大泣きしてしまったり，激しく怒ってしまったりする状態を指します．

## 血管性認知症かも　　　　　　　　　　CASE STUDY

アルツハイマー型認知症と診断されていた81歳女性の患者さんの家族から，「誤嚥性肺炎を半年に3回繰り返しているので飲みこみの機能をみてほしい」という依頼があり，入院されている病院に診察に伺いました．身体機能としては，歩行は難しいものの座位をとることはできており，部分介助で食事をされていました．認知機能としては，言葉の表出はないものの，こちらが言っていることはおおむね理解されているようでした．

食事場面では，とろみをつけたミキサー食はなんとかムセなく食べられていましたが，とろみをつけたお茶を飲んでもらうと，ひどいムセはないものの，ノドのあたりでゴロゴロいい始めました．その状態のノドを嚥下内視鏡で見たところ，とろみのお茶だけでなくミキサー食も気管に垂れこんでおり，けっこうな量を誤嚥していました．「こんな嚥下の状態では誤嚥性肺炎を繰り返すだろうなぁ．どうしたら肺炎が減らせるかなぁ…」と思いながら患者さんの様子を見直すと，ちょっと典型的なアルツハイマー型とは雰囲気が違います．

ボーッとしており，まったくソワソワ・キョロキョロしていません．それにアルツハイマー型認知症にしては身体機能に比べて嚥下機能が悪すぎます．「もしかすると…」と思って入院時に撮影されていた脳のMRIを見ると，重度の白質病変とラクナ梗塞がありました．もちろん（?），高血圧の薬も飲まれていました．カルテ上の病名にはアルツハイマー型認知症としか書かれていませんでしたが，おそらく血管性認知症も併発しており，そのために嚥下機能が著しく低下していたのでしょう．嚥下訓練の適応でもなく，食事内容もこれ以上工夫しても誤嚥は減らせられないと考えられたため，ケアの方針としては口腔ケアを徹底して，食後にはドレナージをするように指示しました．そうすると肺炎の頻度はゼロにはなりませんでしたが，年に1，2回に減りました．

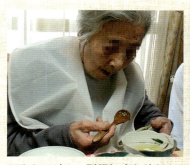
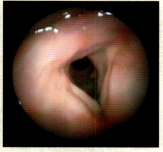

アルツハイマー型認知症と診断されていた患者さん
左：食事場面
右：嚥下内視鏡所見．液体の不顕性誤嚥がありました．

　このように皮質下性血管性認知症は，病名としてついていないことが多いため，**ケアにあたる者が「血管性認知症かも？」と常に頭に置いておく必要があります**．もちろん，血管性認知症であると気づいてもキュアはできませんが，予後予測やケア方法の決定には非常に有用です．

### 3）局在病変型血管性認知症

　認知機能障害に深く関わる部位（角回，視床，前脳基底部など）に単一の血管性病変を生じることによって発症する血管性認知症です．症状は部位によって多岐にわたり，記憶障害，無気力（アパシー），傾眠など，さまざまです．それらに伴って食行動の障害が生じることはありますが嚥下機能の障害（誤嚥など）を生じることは多くありません．

## 3　どのタイプの血管性認知症？〜ケアのポイント

　変性性認知症では病気の進行に伴って，嚥下のケアのポイントが変化していきますが，前述のように血管性認知症では，どのタイプの血管性認知症であるか，とくに「皮質性」なのか「皮質下性」なのかの見極めがポイントとなります．要するに，脳の表層（皮質）がダメージを受けているのか，脳の中心に近いところ（皮質下）がダメージを受けているのかを見極めるということです．

　極論で分ければ，**皮質性血管性認知症は「手足の麻痺や高次脳機能障害はあるけど工夫によって食べられることが多い」．皮質下性血管性認知症は「見た目よりも嚥下機能が悪い．重度の誤嚥を呈することがある」**というイメージです．もちろん，両者は厳密に区別できないこともあり，合併していることも多くありますが，ケアの方向性を決める第一段階として，どちらのタイプかを想定すると方針が立てやすくなります*．

＊最初の方向性が絶対的に正しいわけではありません．ケアを進めていくにつれて修正が必要です．

　図12 に皮質性血管性認知症と皮質下性血管性認知症を見分

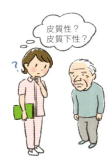

血管性認知症の患者さんを見たら，皮質と皮質下のどちらがダメージを受けているかを考えるようにしましょう（両方の場合もあります）．

| 「皮質性」血管性認知症を疑う | 「皮質下性」血管性認知症を疑う |
|---|---|
| ①脳梗塞や脳出血の既往が複数回ある<br>②CTやMRIで皮質に脳梗塞・脳出血の跡が複数ある<br>③失語などの高次脳機能障害がある<br>④手足に麻痺がある<br>　　　　　　　　　　　　　　　など | ①ラクナ梗塞やビンスワンガー病，脳血管性パーキンソン症候群という病名がある<br>②CTやMRIで皮質下に脳梗塞・脳出血がみられたり，「白質病変」「脳の虚血性変化」というコメントがある<br>③パーキンソニズムがある<br>④高齢で高血圧や糖尿病・高脂血症の既往がある<br>　　　　　　　　　　　　　　　など |

| | |
|---|---|
| 見た目の症状は重度だが，嚥下障害の重症度はさまざま．食支援によって食べられることが多い． | 見た目は軽症に見えるが，なかには重度の嚥下障害を呈することがある．不顕性誤嚥も多い． |

**図12｜皮質性と皮質下性を見分けるポイント**

けるポイントをまとめました．これらの特徴で確定診断ができるものではありませんが，最初のケアの方向づけとしては非常に役に立ちます．

　　　　　　　　　　＊　　　＊　　　＊

　血管性認知症は，歴史的経緯からアルツハイマー型認知症や脳卒中後の高次脳機能障害の症状と混同されてきました．加えて，障害される部位がさまざまであり，それによって症状の出現も異なることから，「捉えどころがない認知症」というイメージが持たれています．他の認知症と合併が多いのも混乱を招く一因かもしれません．しかし，食や嚥下のケアにおいては，**本書で示した「皮質性」と「皮質下性」で分けると，かなり初動の対応がとりやすくなります**．漠然と「血管性認知症」と捉えるのではなく，**分析的に症状を見てケアに生かしてください**．

**参考文献**

1) 小阪憲司. "レビー小体型認知症は三大認知症の1つ". 知っていますか？レビー小体型認知症. 大阪, メディカ出版, 2009, 14-5.
2) 野原幹司. 認知症の病型別（原因疾患別）の摂食・嚥下障害の特徴とアプローチ：血管性認知症. 地域リハ. 7, 2012, 458-62.
3) 目黒謙一. 第1部概念 第2章血管性認知症の概念. 血管性認知症：遂行機能と社会適応能力の障害. 東京, ワールドプランニング, 2008, 20-32.
4) 藤島一郎ほか. 脳卒中の摂食嚥下障害. 第3版. 東京, 医歯薬出版, 2017.
5) 長田乾. 血管性認知症の理解と対応の実際：認知症最前線. MB Med Reha. 127, 2011, 13-23.
6) 伊井裕一郎ほか. 大脳白質病変を伴う認知症の考え方. 老年精神医学雑誌. 27 (12), 2016, 1302-9.
7) 澁谷誠二ほか. 血管性痴呆高齢患者の治療薬と肺炎発生：silent aspiration の関与の有無. 神経治療学. 18 (4), 2001, 395-9.

# 第4章 前頭側頭型認知症 ● 「ケアが難しい」認知症

　前頭側頭型認知症は，アルツハイマー型認知症やレビー小体型認知症と同じ変性性認知症に分類され，その名のとおり主に前頭葉＊と側頭葉[2*]（図1）が障害される認知症です（図2）．四大認知症の中では最も患者数が少なく，日本での症例数は約12,000人と推察されています．臨床的には前頭側頭型認知症は前頭側頭葉変性症（名前が似ていてヤヤコシイですね）というグループに含まれており（図3），前頭側頭葉変性症には他に意味性認知症と進行性非流暢性失語というタイプがありますが，ここでは比較的患者さんが多い前頭側頭型認知症（FTD）をメインに解説します．

> ＊思考，自発性（やる気），感情，性格，理性などの中心であり，「脳の司令塔」とも呼ばれます．
> [2*]聴覚，嗅覚，情緒，感情などを司どっています．また，言語・記憶に関わっています．

　**前頭側頭型認知症の臨床での留意点は，比較的若い年齢で発症するということです**．厳密な線引きは難しいですが，70歳以上での発症は多くありません．64歳以下で発症する認知

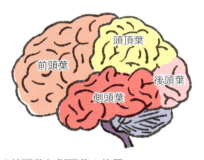

**図1｜前頭葉と側頭葉の位置**
その名のとおり脳の前と横に位置します．

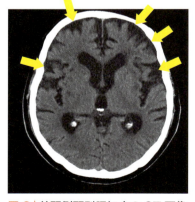

**図2｜前頭側頭型認知症のCT画像**
前頭葉を主とした脳の萎縮〔黒い隙間（矢印）が増えている〕を認めます．

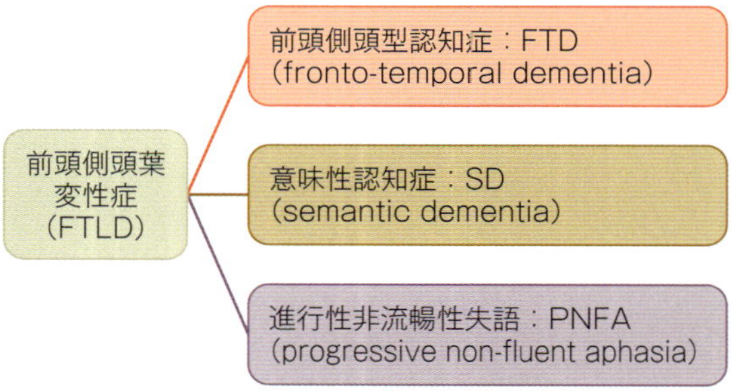

前頭側頭葉変性症（FTLD）
- 前頭側頭型認知症：FTD（fronto-temporal dementia）
- 意味性認知症：SD（semantic dementia）
- 進行性非流暢性失語：PNFA（progressive non-fluent aphasia）

**図3｜前頭側頭葉変性症の臨床分類**
主に前頭葉と側頭葉が変性する疾患は大きく3つに分類され，その一つが前頭側頭型認知症です．

症を若年性認知症と呼ぶことがあり，この若年性認知症で最も多いのはアルツハイマー型認知症，次いで多いのが前頭側頭型認知症と考えられています．その数は意外に多く，若年性認知症の約20％を占めるという報告もあります．前頭側頭型認知症は症例数が少なくまれであると捉えがちですが，若年性認知症に限っては別で，**若年発症の認知症をみたときは「前頭側頭型かも？」と常に疑ってかからねばなりません**[*]．

## 若年性認知症をみたときは    CASE STUDY

　やはり「認知症＝アルツハイマー型認知症」という考えが広まり過ぎているようで，私の臨床経験でも「若年発症のアルツハイマー型認知症です」といって診察の依頼があった64歳の女性患者さんがおられましたが，常同行動や脱抑制，食行動の異常があり（後述）違和感を覚えていたところ，その後の精査の結果「やっぱり前頭側頭型認知症でした」ということがありました．

前頭側頭型認知症では，アルツハイマー型認知症の初期にみられるような記憶障害は比較的軽度であり，空間認知機能も保たれるため道に迷うこともあまりありません．レビー小体型認知症のような認知機能の変動や幻視，レム睡眠行動障害といった症状もありません[2*]．変わって**目立つのは，人格変化・行動障害と言語障害です**．人格変化・行動障害は抑制が効かなくなり，周囲の目を気にせずに自分の思った通りの行動をとるようになります．また，**こだわりが強くなり同じことを繰り返し行う**といった行動や，言語障害に関しては，言葉の意味が分からなくなったり，言葉の流暢性が低下したりと**多彩な症状を示します**．

> [*] アルツハイマー型やレビー小体型と比べると極端に患者数が少なく，特徴もまったく異なるため，診慣れていない医師のフォローを受けている患者さんは「認知症」という診断さえもついていないことがあります．
>
> [2*] 一部の特殊なタイプではパーキンソニズムがみられることはあります．

## 1 前頭側頭型認知症の中核的特徴

　前頭側頭型認知症にも中核的特徴があります．中核的特徴は5つあげられていますが，**臨床診断には5つすべてそろっていることが必要条件です**．

### ①潜在性の発症と緩徐な進行

　すべての変性性認知症に共通する特徴ですが，突然発症するということはなく，徐々に発症しゆっくりと症状が進行していき，平均すると10年くらいで寝たきりになるといわれています．嚥下機能もはじめのうちは問題ありませんが，**寝たきりになると誤嚥が増えてきます**．

②社会的人間関係を維持する能力が早期から低下

　他人がどう思っているかということを気にしなくなり，礼節や社会通念が欠如し，まったくためらうことなく反（非）社会的行動\*をとることもあります．食事時間であっても他人に合わせることなく，**自分が食べたくなければ食事をとりません．**集団行動・集団生活になじまない印象を受けます．

> \* よくみられるのは万引きや痴漢などです．

③自己行動の統制が早期から障害

　思ったことを制御することなく行動に移してしまいます．目の前でされた動作を真似したり（**模倣行動**），こちらが「1，2，3，4」と口にすると「5，6，7…」と続きを数えてしまったりするのが特徴です．話しかけられた意味を考えずに，話しかけられたことをそのまま模倣する（**オウム返し**）のも特徴的な所見です．食事場面では飲みこみを促すために「ごっくんして」と指示しても「ごっくんして」とオウム返しされて終わり，ということもよく経験されます．

　他人の食事であっても「食べたい」と思うと，制御できずにそのまま行動に移してしまいますので，施設や病院などの集団生活ではトラブルになることが少なくありません．トラブルになっても②で述べた人間関係の維持能力低下があるため，**注意をしても意に介せずに繰り返してしまいます．**

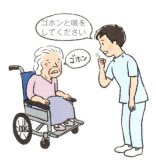

咳をしてもらおうと思って言葉で指示しても，そのままオウム返しされることがあります．

④感情が早期から鈍化

　アルツハイマー型認知症でも進行すると認められる症状ですが，前頭側頭型認知症では早期から感情が乏しくなり，無関心や自発性の低下にもつながります．会話をしても目が合わない印象を受けます．**食事も無表情のまま淡々と食べる傾向**にあります．

⑤病識が早期から喪失

　自分を客観視することができずに，**自分ができていないという認識や自分がおかしな行動をとっているという自覚がまったくありません．**

＊　　　＊　　　＊

前頭側頭型認知症では前頭葉と側頭葉が萎縮しますので「前頭葉・側頭葉の機能の低下に伴う症状」がみられますが，加えて「前頭葉による行動制御*（抑制）が外れるために生じる症状」がみられるのが特徴です．どちらかといえば④⑤は前頭葉・側頭葉の機能低下に伴うものであり，②③は前頭葉の制御が外れたことによる症状です．

*前頭葉は理性の中心であり，立場や状況などを判断して感情や行動をコントロールしています．

## 2 前頭側頭型認知症の支持的特徴

支持的特徴も「前頭葉・側頭葉の機能の低下に伴う症状」と「前頭葉による行動制御（抑制）が外れるために生じる症状」があり多彩な所見がみられますが，そのなかでも食に関する代表的な支持的特徴を解説します．

### ①自己の衛生・整容の障害

身の回りの汚れや不潔が気にならなくなり，食事の食べこぼしや食べこぼしたものを気にせず放置してしまうといった症状が出てきます（図4）．テーブルから落ちてしまったものを気にせずに食べてしまうこともあり，**清潔不潔を考えることなく「今，目の前にあるしたいこと，気になったこと」を実行する傾向**にあります．

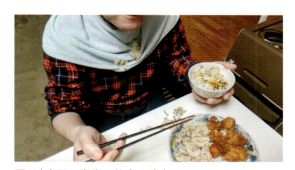

**図4｜自己の衛生・整容の障害**
大量の食べこぼしがみられますが，まったく気にする様子もなく食事を続けています．

### ②精神の硬直化，柔軟性の欠如

生活では「こだわり」となって現れます．これまでの習慣と違うことをさせようとすると強い拒否がでたり，怒り始めたり[2*]します．具体的には施設や病院での食事の場所（座席）が変わると怒るなど，新しい環境や未経験の作業などは非常に苦手です．「退屈そうだから気分転換に外出でもしましょう」というのは，前頭側頭型認知症の患者さんにとってはハードルが高いのです．後述する**保続的行動や常同行動（同じ作業の繰り返し）**

2*前頭側頭型認知症の特徴として「易怒性」があげられますが，怒りっぽいというよりもこだわりが強いことが易怒性につながります．こだわりを否定・抑制されると怒りとなって表れます．

が，**患者さんにとっては落ち着く**ということを知ってケアにあたってください．

### ③気が散りやすく，集中が続かない

食事場面では，突然食事を止めてどこかへ行ってしまったり，食事中であっても音楽やテレビに合わせて歌を歌ってしまったりといった行動がみられます．外部からの刺激があると食事に注意することができず，気になったことがあればそちらに引っ張られていってしまいますので，**落ち着いた静かな環境で食事ができるような配慮が必要です**（図5）．

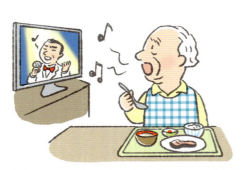

易刺激性（影響を受けやすい）があるため，気になることがあると状況かまわず自分がしたいことをする傾向があります．

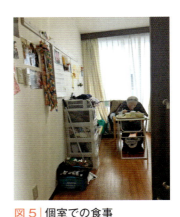

**図5｜個室での食事**
外部からの刺激に影響されて食事が進まないため，施設の食堂ではなく静かな個室で食事をしています．

### ④口唇傾向と食事の嗜好の変化

口唇傾向とは，手にしたものを何でも口に運ぼうとする行為のことをいいます（図6）．アルツハイマー型認知症でもみられることがありますが，前頭側頭型認知症でよくみられる症状です[1]．**食べ物ではないものを口にするので異食（食べ物ではないものを食べてしまう）や窒息につながることがあり見守りが必要です．**

食事の嗜好が変化する患者さんもいます．「好みが変わった」というレベルではなく，**気に入った味のものしか食べない**といった極端な変化がみられます[2]．とくに味の濃い物を好

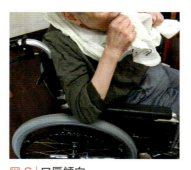

**図6｜口唇傾向**
食事のためにエプロンを着けると，手にしたエプロンを口にくわえてしまいます．

み，そのなかでも甘い物を好む患者さんが多くいます．そうなると甘い物以外は食べなくなり，糖尿病を合併している患者さんではさらに深刻な問題となります．

抑制が外れているため，「食べたい」という気持ちがあると，自分の咀嚼・嚥下機能以上のペースで**勢いよく食べ物を口に詰め込んでしまい誤嚥・窒息する**こともよくあります[3]．*

＊検査・診察の場面では一口ずつ食べるために「嚥下機能には問題なし」という診断がされることがありますが，実際の食事場面では食べるペースが異常に早いために誤嚥し，その結果肺炎になったという患者さんもよく経験します．

### ⑤保続的行動と常同行動

同じところをずっと歩き回ったり，ずっとテーブルを叩いたりといった同じ行動を繰り返すことをいいます（図7）．**食事の時間になっても，それらの行動を続けてしまう**ことがあり，そうなると「食事を食べない」という食行動の障害につながります．

時間軸上に常同行動が出現すると「時刻表的生活」といわれ，毎日決まった時間に起き，散歩をし，食事をし，間食をするといったスケジュール通りの行動をとるようになります．その場合は，きっちりと食事を摂ってくれるので介護者も助かる面もありますが，決まった時間に食事が準備されていないと怒りだすこともあります．

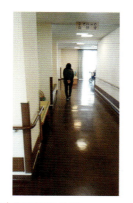

**図7｜常同行動の例**
朝10時になると施設の決まったところを3周歩くという常同行動がある患者さんです．

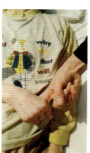

**図8｜利用行動の例**
目の前に差し出したものを，とりあえず握る傾向があります．

### ⑥利用行動

**目の前にあるものを，とりあえずつかんで使用しようとする行動**です（図8）．アルツハイマー型認知症でもみられますが，食事に関してこの症状が出ると，いわゆる「三角食べ（ごはんと副食を代わる代わる食べる）」ができなくなり，目の前の食器に入っているものを食べつくしてから，次の食器の食べ物に移るといったように，一品ずつ片っ端から食べていくという行動として表れます．ただし，健康上は大きな問題とならないため，この行動を止めさせる必要はないと思います．

この利用行動は前頭葉が障害されているという重要な所見になりますので，「前頭葉の機

能がアヤシイかも？」という患者さんがいたら利用行動がないかをチェックしてみてください．目の前にあるベッドの柵を握っていたり，患者さんの前にこちらの手を出すとその手を握ってきたり，目の前に聴診器などを持っていくとつかんだりする行動があると，「利用行動あり＝前頭葉の障害があるかも」と考えましょう．

## **3** 前頭側頭型認知症の障害と食支援

　前述のように前頭側頭型認知症の食に関する障害は，前頭葉による抑制・制御が外れたことに起因するものが多くみられます．おおもとの原因が「抑制・制御が外れたこと」によって生じる症状なので，抑制・制御を必要とするケアやリハビリを行おうと思ってもなかなかうまくいきません．うまくいかないケアやリハビリを続けることの方が，患者さんにとっても介護者にとってもストレスになります．ですので，**前頭側頭型認知症の食支援は，症状があったとしても，「何とかしよう！」と思うのではなく，受けとめることが基本的な考え方です**．例えば食べこぼしやムセがあったとしても，それらを減らそうとケアやリハビリを行うのではなく，「低栄養や肺炎にならなければよい」として受けとめるのが最善の策となります＊．

> ＊ケアやリハビリをせずに受けとめるだけというのは，「何もしてあげられていない」「見捨てているのでは？」という気持ちになるかもしれませんが，そんな時は「介入する方がお互いにストレスになる」ということを思い出してください．
> ²＊進行性核上性麻痺，前方に萎縮が進んだアルツハイマー型認知症，前頭葉を含む脳卒中など．

　前頭側頭型認知症の食支援の方法は，同じような前頭葉症状（後述）を示す病気²＊にも有用です．前頭葉症状を示す高齢者は案外多くいますので，ここに紹介する方法を応用してストレスのない食支援を心がけてください．

## 1）食行動の障害

### ①食べるペースが早い

　食べるペースが異常に早い前頭側頭型認知症の患者さんがいます．その原因は，これまでの食習慣の影響もあるのかもしれませんが，前頭葉による抑制・制御がきかなくなるため「食べたい」という欲求をコントロールできなくなるためと考えられます．

　脳卒中後の嚥下障害のテキストでは，食べるペースが早い患者さんに対して「一口量を少なくするためにスプーンを小さくする」「ゆっくり食べるように声かけをする」という方法が書いてあります．中にはこれらの方法がうまくいく場合もあるので，一度はトライしてみるとよいでしょう[4]．しかし前頭側頭型認知症の患者さんでは「食べたい」という欲求が勝るため，そのような方法がなかなか通用しません．スプーンを小さくしてもスプーンを使わずに器に直接口をつけて丸飲みしたり（図9），声かけに対してはまったく聞く耳をもたずに無視したりと，こちらの介入をことごとくかいくぐって早食いを続けます．それでも早食

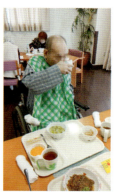

**図9｜食器から直接食べる患者さん**

小さいスプーンを渡していますが，それでは物足りないのか食器から直接食べていました．
ゆっくり食べるように声かけをしても，まったく聞き入れてもらえませんでした．

いを制止しようとすると烈火のごとく怒り始めることもあります．

　このような患者さんへの**対応の基本は，窒息さえしなければ早食いを許容する**ということです．一口大の食事だと窒息死の危険性がありますが，**きざみ食であれば窒息は避けられます**．いろいろと手を尽くしてきざみ食まで食事内容を下げられれば（たまにここに手間取る患者さんもいますが…），あとは見守り対応とします．

　ペースが早くて誤嚥をしてしまう場合は，誤嚥をしていても肺炎にならない程度であれば許容しましょう．前頭側頭型認知症の患者さんは，比較的若く力強い咳払いができる人が多いため，誤嚥していても肺炎になることはあまりありません．ムセることは患者さん本人は苦痛かもしれませんが，ペーシングをされる方が苦痛に感じてしまいますので，**「ムセているけれど肺炎になっていないからよしとしよう」という判断が重要です**．

　しかし，中にはペースが早いために誤嚥性肺炎になる患者さんもいます．その場合は，①声かけをして誤嚥を減らす，②誤嚥以外の侵襲の軽減，抵抗の増強を行う，③肺炎の頻度が低い（年に1回程度）のであれば許容する，④終末期に近いと判断されれば家族に説明して看取り体制に入る，など全体のバランスを見て選択します．

②甘い物しか食べない

　嗜好の変化は前頭側頭型認知症の患者さんでよくみられる症状ですが，嗜好が変化するだけでなく極度の偏食になることもあります[2]．その偏食は，特定の物を食べ続けたり，特定の味の物しか食べなかったりと生半可なものではありません．

## 強いこだわり　　　　　　　　　　　　　CASE STUDY

　　私が経験した患者さんでは，毎日の散歩コースにジュースの自動販売機が数台あり，そのすべての販売機で同じ砂糖入りのジュースを買って，それらを散歩中にすべて飲むという時刻表的生活を繰り返した結果，高血糖発作で救急搬送されたことがありました．この患者さんは特殊な例ですが，それくらいこだわりが強く現れます．

　この患者さんのように甘い物しか食べなくなった場合の対応としては，**甘い物で栄養バランスをとるという考え方への切り替えが大切です**．アルツハイマー型認知症のところでも解説しましたが（p.30），認知機能が低下した患者さんに「嫌いな物を食べなさい」と言っても聞いてくれません．ましてや前頭側頭型認知症の患者さんのこだわりは相当なものです．嗜好に合わないものを提供しても食べなかったり，怒り始めたりします．

　**嗜好に合わない物を食べてもらおうと（無益な）努力をして消耗するのではなく，嗜好に合わせた補助栄養剤などを駆使しつつ栄養バランスがとれるように努力する方が建設的です．**

### ③食事中にどこかに行ってしまう

　集中が続かず，気になることがあれば，そちらに気を取られてしまうという特徴があるので，それが食事中に出てしまうと**「食事中の立ち去り」という食行動の障害**になります[5]．騒音やテレビ，人の往来などがあると，それにつられて立ち去り行動が出ます．可能であれば外部からの刺激が少ないところで1対1対応の介助で食事ができるのが理想です．

　「食事を続けましょう」と声かけをして立ち去りが防げるのであれば，声かけを食事のケアに取り入れましょう．しかし，そううまくいかないことが多々あります．声かけをしても全然聞かずに無視をしたり，こちらがしつこく声かけをすると怒りだしたりして，かえって食事が進まなくなることもよく経験されることです．前頭側頭型認知症では他の認知症で有効であったケアが，ことごとく通用しません．

　難しいかもしれませんが，最もストレスが少ない対応は**立ち去りを許容する**ということです．食事を終えてくれないと器の片づけができないなどの不都合もありますが，前頭側頭型認知症の患者さんを制御するのも非常に大きなストレスになります．立ち去りがあっても大きな事故につながらないのであれば，こちらが許容しましょう．立ち去りが頻繁なために栄養摂取量が減少して体重減少までみられたときには，強めの声かけをするのも効果的かもしれませんが，間食に高カロリーな物を提供するなどして，立ち去りをなくす以外の工夫で体重減少を予防する方が現実的です*．

> *食事をする時間を時刻表的生活に取りこめれば，この立ち去り行動もなくなりますが，いろいろ試してもうまくいかないのが実際のところです．

④何でも口に入れてしまう

　口唇傾向があるので，とりあえず何でも口に入れてしまう患者さんがいます．また，目の前に食べ物があると，たとえそれが自分のものでなくても食べてしまうという患者さんもいます．この行為を注意しても，前頭側頭型認知症の患者さんは意に介さず，何度も繰り返します．対策としては，**口に入れやすい物，食べてはダメな食べ物を目につくところに置かないという環境設定しかありません．**

　前頭側頭型認知症の患者さんの食行動の障害にも，もちろんその時の患者さんの気分や体調などが影響しているものと思われます．しかし，中核的特徴にもあるように表情や感情が乏しくなるため，介護者が察することもなかなか困難です．いろいろなケア方法を試すしかありません．いろいろ試してみて，介入が難しければ許容する，というのが基本的な対応となるでしょう．

## 2) 嚥下機能の障害

　前頭側頭型認知症の嚥下機能は，認知機能の低下が進行しても比較的保たれます．ほとんどの患者さんは終末期になるまで「たまにムセる」という程度であり，誤嚥性肺炎が問題となることはありません．しかし，そんななかにも例外がありますので見逃さないようにしましょう．

①筋疾患に注意！

　特殊な前頭側頭型認知症として筋疾患が合併するタイプがあります[6]．その筋疾患の代表的なものはALS（筋萎縮性側索硬化症）であり，この筋疾患を合併すると全身の筋力が衰え数年で寝たきりになり，延命のためには胃瘻や人工呼吸器が必要になります（図10）．もちろん嚥下機能も低下し，重度の誤嚥を呈するようになります．ALSは治療法がなく，いったん発症すると現代医学では治すことはできませんが，早期に発見して必要な公的援助を受け，予後を見通してケアプランを立てることは非常に重要です．**若年性認知症をみかけたら前頭側頭型認知症の可能性を考え，かつ筋疾患の合併を気にかけるようにしましょう．**

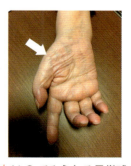

**図10｜ALSでみられる母指球の萎縮**
母指の付け根の部分が痩せているのが分かります．
ALSなどの筋疾患でみられる所見です．

②前頭葉症状を示す疾患に注意！

　疾患によっては付随する症状として前頭葉が障害されるものがあり，有名なのは進行性核上性麻痺という重度のパーキンソニズムや眼球運動障害，認知機能低下を示す疾患です（図11）[7]．この疾患も数年で寝たきりになり，重度の誤嚥を呈するようになりますが，初期には前頭葉に萎縮がみられ，前頭側頭型認知症に類似した症状を呈することがあります．進行性核上性麻痺は，初期にはパーキンソン病と間違われることが多いのですが，前頭葉症状が目立つと，まれに前頭側頭型認知症と間違われることがあります＊．

＊このように前頭側頭型認知症はさまざまな疾患と重なる部分が多く，分類が難しいというのも大きな特徴です．

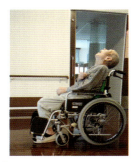

**図11｜進行性核上性麻痺の患者さん**
首が反って目が動かなくなり重度のパーキンソン症状を呈する疾患です．
認知機能の低下もみられます．
病気の初期〜中期に前頭葉症状がみられることがあり，前頭側頭型認知症と間違われることもあります．

③前頭葉症状で誤嚥性肺炎に？

　前頭側頭型認知症では，重度の嚥下機能の障害がなくても，前頭葉による抑制・制御が効かないために思いがけない誤嚥性肺炎を起こすことがあります．前頭葉症状を改善することは困難ですので，周りの環境を整えることで肺炎を予防するようにしましょう．

## 前頭葉症状による肺炎　CASE STUDY

　私が経験した特殊なケースでは，夜間に施設の個室の水道から水を大量に飲んで，誤嚥性肺炎を繰り返していた前頭側頭型認知症の患者さんがいました．その患者さんは脳卒中の既往もあったため，水分にはとろみをつけて食事時のムセもなく良好に経過していたのですが，ある時突然誤嚥性肺炎になったのです．はじめは肺炎の原因が分からなかったのですが，肺炎を繰り返すため「何かおかしい！」となって調べたところ，夜間に水道の水を大量に飲んで誤嚥していたことが分かりました．「水が飲みたい」という気持ちを制御・抑制できなかったのでしょう．その時は，「部屋の水道の元栓を閉める」という環境設定をすることで肺炎を予防することができました．

上記の ALS，進行性核上性麻痺や終末期でみられる誤嚥については，第 3 部（p.85〜）を参考にしてください．その時も「前頭葉の抑制・制御が外れている」という前頭側頭型認知症の大前提を頭に置いて対応するようにしましょう．

## 4　前頭側頭型認知症の経口摂取機能の推移

前頭側頭型認知症も変性性認知症に分類される進行性疾患ですので，その進行に伴って症状が変化していきます．変性性認知症では流れを把握しておくことが予後予測や先回りの対応に重要です．ここでは，すべてのケースが当てはまるわけではありませんが，一般的な前頭側頭型認知症の進行に沿った経口摂取機能の推移を概説します．具体的な対応の詳細は前述の本文を参考にしてください．

### ①初 期

基本的には発症は 65 歳以下ですが，まれにそれ以降での発症も認められます．初期は，アルツハイマー型認知症でよくみられる記憶障害や空間認知機能の障害は認めず，レビー小体型認知症でみられる幻視やパーキンソン症状も認めません．一見すると，認知症だということに気づかないくらいですが，前頭側頭型認知症特有の症状がちらほらと表れてきています．

初期によくみられる症状は**自発性の低下や感情の麻痺**です．喜怒哀楽が乏しくなり無表情のことが多くなります．そうかと思うと突然怒り始めることもあり，周囲の人を驚かせます．それまで楽しみにしていた趣味や娯楽にも，まったく興味を示さなくなり，この段階では「抑うつ状態」と判断されて，抗うつ薬を服用している患者さんも散見されます．

前頭葉の機能が低下するために抑制がきかずに欲求のまま行動してしまい，**万引きや痴漢行為などの反（非）社会的な行動**も初期によくみられる症状です．このような反（非）社会的な行動がきっかけとなって病院を受診し，前頭側頭型認知症と初めて診断される患者さんもいます．

これら前頭側頭型認知症の初期症状は，一般に広まっている「認知症」の症状とは異なる点が多いため，家族もなかなか気づかずに「人が変わったようだ」「前はこんな性格じゃなかった」と困惑することが多いようです．

食に関しては**食事に興味を示さなくなり，これまで好きだった食べ物が食事に出ても食べようともしない**ことがあります．反対に**嗜好の変化が出現し，味の濃い物や甘い物を過剰に摂取し始める**患者さんもいます．この段階では，栄養バランスや塩分・糖分の過剰摂取に注意が必要です．

### ②中 期

中期でも身体症状はあまりみられません．誤嚥も問題になるほどではありません．同じ前頭側頭葉変性症の意味性認知症や進行性非流暢性失語では言語の障害から発症することも多

く，初期から失語症状が認められますが，前頭側頭型認知症でも中期になるとほとんどの患者さんで言語の障害が認められ，意思疎通が困難になります．

**オウム返し（相手が言ったことをそのまま繰り返す），利用行動（目の前にあるものをつかむ）といった前頭葉症状が目立ってきます．**「行動の抑制・制御が難しくなっている」ということを周りの介護者が知っておく必要があります．また，常同行動や時刻表的生活がみられるようになり，同じところをずっと歩き回る，同じ時間に同じコースの散歩に行く，机をずっと叩く，同じ物を食べ続けるといった**こだわりが多くなります．**途中でやめさせようとすると（抑制・制御ができなくなっているため）激高して暴力を振るうことがありますが，前頭側頭型認知症の患者さんは比較的若くして発症するために体力・腕力があり，暴れられると本当に手がつけられません．施設などでは「ケアしにくい人・要注意人物」とされることが多く，それらをコントロールするために抗精神病薬などの投薬が行われることもあります．

食に関しては**口唇傾向が出現**し，手あたり次第目にしたものを口に入れることがあります．また，食事場面では**立ち去りもみられるようになります．**周りからの刺激に気が散りやすくなっているため，口に入れやすいものを遠ざけておく，落ち着いた環境を提供するといった環境設定が必要になります．

### ③末 期

認知機能が著しく低下して意欲も無くなり，意思疎通もまったくできなくなります．身体症状も出現するために常同行動や時刻表的生活もできなくなって寝たきりとなります．

食に関しては，偏食や口唇傾向などは見られなくなり，どちらかというと抵抗なく介助で食べてくれるようになります．ただし，**誤嚥がみられるようになり，**水分誤嚥から始まり，最終的にはペーストやゼリー状のものでも誤嚥し，食べること自体をしなくなり最期を迎えます．誤嚥が目立つようになるのは発症後10年くらいといわれていますが，筋疾患を合併した場合には発症後2，3年で誤嚥性肺炎を繰り返し終末期となります．

＊　　　　＊　　　　＊

前頭側頭型認知症は患者さんの数が少ないので，なかなか臨床現場では遭遇しないかもしれませんが，一度ケアにあたると非常に特徴的なので印象深く覚えられると思います．

一番のポイントは，理想的なケアやリハビリはなかなか通用しないという点です．他の認知症と同じレベルの理想のケアを求めるのではなく，**「事故が起こらない限りOK」という低めのゴール設定が患者さんや介護者のストレス軽減になります．**こちらが考える最善のケアは通用しませんので，次善の，次々善のケアを考えて，患者さんの行動を受け入れる「環境づくり」が重要です．前頭葉の抑制・制御が障害されているため，対応は非常に難しいですが，距離をおいて避けるのではなく，疾患の特徴を知って「患者さんが過ごしやすい環境づくり」に取り組んでください．

**参考文献**

1) The Lund and Manchester Groups. Clinical and Neuropathological criteria for frontotemporal dementia. J Neurol Neurosurg Psychiatry. 57, 1994, 416-8.

2) 野村美千江ほか. 痴呆性老人の食行動異常；アルツハイマー病とピック病を中心に. 老年精神医学雑誌. 10 (12), 1999, 1392-7.

3) 枝広あや子. 変性性認知症高齢者への食支援. 日本認知症ケア学会雑誌. 12 (4), 2014, 671-81.

4) 山田律子. 認知症の人にみる摂食・嚥下障害の特徴と食事ケア. 認知症ケア事例ジャーナル. 1 (4), 2009, 428-36.

5) 繁信和恵ほか. 前頭側頭葉変性症のケア. 老年精神医学雑誌. 16 (10), 2005, 1120-6.

6) 中村憲道ほか. ⑥前頭側頭型認知症の身体症状と認知症状. Modern Physician. 33 (1), 2013, 89-94.

7) 中島健二ほか. 進行性核上性麻痺（PSP）およびその亜型. Medical Practice. 30 (1), 2013, 60-3.

第**3**部

# 誤嚥と誤嚥性肺炎

## 1　誤嚥と誤嚥性肺炎〜正しく理解してケアに生かす

### 1) 敵を知り己を知れば百戦殆うからず

　食支援を進めていくにあたり，やはり気になる・心配になるのは「誤嚥」ではないでしょうか．食事介助をしていて患者さんにゲホッゲホッとムセられると，やはり怖いものです．しかし，誤嚥をなぜ怖いと思うのでしょうか（怖がらないのも問題ですが……）．確かに，誤嚥は誤嚥性肺炎の原因になり，命にも関わりますので十分に気をつける必要があります．ただし，必要以上に怖がり，不安に思う必要はありません．**過度な恐怖心や不安感は，知識不足によって生じます．誤嚥を正しく理解すれば，自信を持って嚥下リハ・食支援を進めていくことができます．**

　ここでは誤嚥と誤嚥性肺炎を取り上げ詳しく解説します．「誤嚥を知り患者さんを知れば食支援殆うからず」です．

### 2) 誤嚥・誤嚥性肺炎とは

　気管や肺は呼吸をするための器官であり，基本的には気体（日常では空気）しか入らないようになっています．食物や唾液などが，口腔から咽頭を通過して食道に入る（嚥下）ときに，誤って気管に入ってしまうことを誤嚥といいます（図1）．その誤嚥したものが気管から肺に入り，それが原因となって肺に生じる炎症を誤嚥性肺炎（図2）といいます．

　健常者であれば誤嚥すると，ゲホゲホと激しく咳き込みます（ムセ）．このムセは非常に大事な反射で，咳がしっかりとできていれば，気管や肺に入った誤嚥物を咳の勢いで排出することができます．**誤嚥物をすべて排出できれば誤嚥性肺炎にはなりません．**ムセは大事な生体の防御機構なのです．

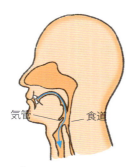

図1｜誤嚥

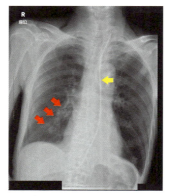

図2｜誤嚥性肺炎の胸部X線写真
炎症のある右肺に陰影（赤矢印）が映っています（黄矢印は頸部食道瘻のチューブ）．

## 3) 不顕性誤嚥〜怖い誤嚥

「誤嚥をすればムセる」というのは生体の大事な防御機構ですが，嚥下障害の患者さんの中には「誤嚥してもムセない」という人がいます．この**ムセない誤嚥のことを「不顕性誤嚥」といいます．** 不顕性誤嚥をしている患者さんは，「不顕性」という言葉どおり，誤嚥物が気管内に入ってもムセ・咳が出ないため，誤嚥が顕在化しません．そのため誤嚥していても気づかれにくく，ケアの目が向けられないという不利な点があります．加えて，誤嚥物が咳で排出されずに気管・肺内に入ったままになるため，誤嚥性肺炎のリスクが高くなります．

ちょっと難しくなりますが，不顕性誤嚥が生じるメカニズムを学んでおきましょう．不顕性誤嚥の発症機序には，サブスタンスPという目に見えないミクロな神経伝達物質の関与が考えられています．咳や嚥下の反射が良好なヒトでは咽頭のサブスタンスP濃度が高いことが示され，一方，不顕性誤嚥を生じている患者さんでは，その濃度が低いことが明らかにされました[1]．その結果から，嚥下反射や咳反射が生じるには，咽頭のサブスタンスP濃度が高いことがポイントとなると考えられています．

では，その大事な咽頭のサブスタンスPはどうやって調節されているのかというと，脳の大脳基底核というところにあるドパミン*に誘導・刺激されて，神経（舌咽神経，迷走神経）で合成され，その神経を伝って咽頭に放出されます（図3）．ですので，その引き金となるドパミンの産生が減ってくると，サブスタンスP濃度の低下，ひいては誤嚥や不顕性誤嚥を招くのです．したがって，**ドパミンの産生が低下する疾患であるレビー小体型認知症やパーキンソン病，パーキンソン病関連疾患（進行性核上性麻痺や大脳皮質基底核変性症）など，種々のパーキンソニズムを生じる疾患すべてで不顕性誤嚥が多くなります．** また，加齢によってもドパミンの産生は低下することが知られています．

＊快感や多幸感を得る，意欲を作ったり感じたりする，運動調節に関連するといった機能を担う脳内ホルモンの一つです．

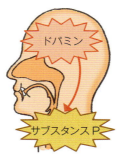

**図3｜ドパミンとサブスタンスP**
ドパミンは大脳基底核で産生され，そのドパミンに誘導されたサブスタンスPが舌咽・迷走神経を介して咽頭に放出されます．

### 4）誤嚥性肺炎発症のバランス～誤嚥すれば誤嚥性肺炎になる？

　では，誤嚥によって生じる肺炎である誤嚥性肺炎についても知識を深めておきましょう．これまでの人生を振り返ると，みなさん誤嚥したことはあると思います．お茶などを飲んでいて，飲みこむタイミングがちょっとズレたりすると，ゲホゲホとムセて，「お茶が気管に入った！」などと言って，止まらない咳に苦しい思いをしたことがあるはずです．では，みなさんは誤嚥した後に肺炎になって困った，ということがあったでしょうか……？　おそらくなかったはずです．誤嚥は誤嚥性肺炎の原因になりますが，誤嚥したら必ず誤嚥性肺炎になるわけではありません．

　誤嚥に引き続き肺炎が生じるかどうかは，侵襲と抵抗のバランスで決まります（図4）[2]．**侵襲が抵抗に勝ったときだけ誤嚥性肺炎が発症するのです．**侵襲とは，誤嚥した物の量，性質（気道への為害性）であり，抵抗とは，呼吸・喀出（咳払い）機能，免疫機能が相当します．誤嚥されたものが，細菌汚染されておらず呼吸器に害がないものであれば肺炎は生じません．また，誤嚥をしても，力強い咳払いが可能で免疫機能がよければ，誤嚥したものを生体が排出・処理できるため肺炎を生じることなく経過します．

　実際に臨床では，誤嚥していても，しっかりと咳払いをして誤嚥物を出すことで，肺炎を生じることなく長年経口摂取を続けている患者さんも多くおられます．

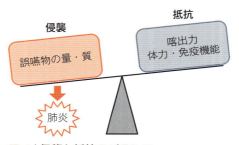

**図4｜侵襲と抵抗のバランス**
侵襲が重くなるか抵抗が軽くなると，バランスが左に傾き肺炎を発症します．

---

### 誤嚥が続いている患者さん　　CASE STUDY

　私には10年経過を診ている脳卒中後の嚥下障害患者さんがおられます．その患者さんは毎年経過観察として行う嚥下内視鏡検査のたびごとに誤嚥されます．でも，この10年，肺炎どころか熱も出たことがありません．では，その患者さんがどういう嚥下・誤嚥の状態なのかというと，少しでも誤嚥をすると，ものすごく強いムセが生じ，誤嚥物が口から飛び出して遠くまで飛んでいくような方です．誤嚥による侵襲もありますが，それに勝る抵抗があるので肺炎にならずに済んでいるのです．

CASE STUDYの患者さんとは反対に，咳払いが弱く抵抗力も低下した患者さん，例えば呼吸機能が低下した高齢者，喫煙者，COPD（慢性閉塞性肺疾患）*の患者さん，肺結核後遺症の患者さんなどでは，少量の誤嚥であっても肺炎になってしまいます．口腔ケアができていない患者さんでは，少しの誤嚥であっても，その誤嚥物に口腔内の細菌が多く含まれることになり侵襲としては大きくなります．その結果，誤嚥が少量で抵抗力がそれなりにあったとしても，それに勝る侵襲のために肺炎になることがあります．

> ＊タバコの煙を主とする有害物質を長期に吸入曝露することで生じた肺の炎症性疾患．昔は慢性気管支炎や肺気腫と呼ばれていましたが，現在ではまとめてCOPDと呼びます．

　このバランスは非常に重要ですので，食支援を考えるときは必ず頭に置いておいてください．誤嚥は肺炎発症の一つの因子にすぎません．**「誤嚥」が怖いのではありません．バランスが崩れ，誤嚥が肺炎につながったときが怖いのです．誤嚥していたとしても，他の因子を良好に保つことで，肺炎にならないようにすればよいのです．**

　具体例を示します．仮に，食事内容や食事時の姿勢をどんなに工夫しても誤嚥してしまう患者さんがいたとします．そこで「誤嚥しているから口から食べるのは危険！　経口摂取禁止！」というのは間違いです．どうしても誤嚥するのであれば，口腔ケアを徹底し（侵襲の軽減），胃食道逆流を予防し（侵襲の軽減），呼吸理学療法を行い（抵抗の増強），栄養状態を良好に保ち（抵抗の増強），全体としてバランスを保つ工夫をして肺炎を予防しましょう．そうすれば「誤嚥していても食べ続けられる」という状態を作り出すことができます（図5）．

## 5）化学性肺炎と細菌性肺炎

　嚥下リハや食支援を進めていくにあたり，誤嚥性肺炎に関してもう一つ整理しておきたい知識があります．誤嚥性肺炎には2つの解釈があり，嚥下の視点でみると「食べ物などが

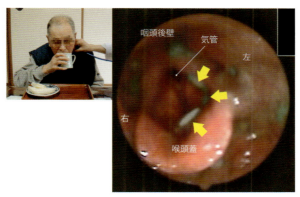

**図5｜たまにムセるという患者さん**
左：患者さん，右：嚥下内視鏡所見〔誤嚥物（矢印）〕．
嚥下内視鏡で見ると少量の固形物の誤嚥がありましたが，口腔ケアを徹底し，食後にしっかりと咳払いをするように指導したところ，発熱・肺炎なく経口摂取を続けることができました．

肺に入ると生じる肺炎」ですが，呼吸器からみると「抗菌薬で治療する肺炎」と考えられています．違和感はありませんか？　同じ「誤嚥性肺炎」と呼んでいても，片や食べ物（≠細菌）によって生じる炎症であり，片や抗菌薬で治るということは細菌による炎症です＊．どちらの誤嚥性肺炎の解釈が正しいかというと……どちらも正しいのです．臨床では両者が入り乱れて，ちょっとした混乱が生じています．

＊抗菌薬は細菌を減らすものであり，食べ物の誤嚥には効果がありません．

食べ物の刺激によって生じる肺炎は「化学性肺炎」と考えることができ，抗菌薬で治療すべき肺炎は「細菌性肺炎」と考えることができます．臨床ではこれら両方をごちゃ混ぜにして「誤嚥性肺炎」と呼んでいるのです（図6）．

### column　抗菌薬が必要ない炎症

ナイフで指を切ってしまったときは傷口に炎症を生じます．一方，ナイフで切った傷が化膿して膿が出てきた場合も炎症を生じています．前者（切り傷のみ）は刺激による炎症であり「治り待ち」ですが，後者は感染による炎症であり抗菌薬を塗って（場合によっては服用して）治します．同じナイフによる切り傷であっても，感染を生じるかどうかで抗菌薬の必要性は異なります．これを誤嚥性肺炎に置き換えると分かりやすいのではないでしょうか．すなわち，切り傷のみが化学性の誤嚥性肺炎で，感染を生じた切り傷が細菌性の誤嚥性肺炎と考えると，抗菌薬の必要性をイメージしやすいと思います．

化学性肺炎では抗菌薬は不要であり1日程度の発熱で治ることが多く，細菌性肺炎では数日間症状が続きますので抗菌薬でしっかりと治療する必要があります[3]．化学性肺炎のたびに抗菌薬を大量に使用してしまうと，抗菌薬が効かない菌が増えてきますので[2＊]，いざ細菌性肺炎になったときに抗菌薬で治療できなくなる可能性があります．また，抗菌薬を頻回使用すると腸内細菌が乱れて重篤な腸炎[3＊]を引き起こす可能性もあります．

2＊通常いるはずの菌が減り，抗菌薬が利かない菌が増えることを菌交代現象といい，それによって症状が出ると菌交代症といいます．
3＊有名なのはクロストリジウム・ディフィシル腸炎で，死に至ることもあります．

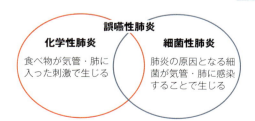

**図6｜化学性肺炎と細菌性肺炎**
一般に言われる誤嚥性肺炎には，化学性肺炎と細菌性肺炎の両方を含んでいます．

## 発熱を繰り返していた患者さん　　CASE STUDY

　メインの栄養摂取は胃瘻だけれども，楽しみとして経口摂取を続けている外来患者さんがおられました．検査では少量の誤嚥がありましたので，口腔ケアを徹底するという条件のもと少量の経口摂取を続けていたところ，機能低下に伴い発熱を繰り返すようになりました．熱は毎回1日で下がるので，おそらく化学性肺炎だろうと推察していましたが，真面目で心配性な患者さんと家族でしたので熱が出るたびに内科を受診し，処方された抗菌薬をきっちりと1週間服用しておられました．

　あまりに抗菌薬の服用頻度が高かったので，私の外来再診時に「すぐに熱が下がるのであれば，毎回は抗菌薬を飲まなくてもいいですよ」と指導しましたが時すでに遅く，その次の週に腸炎で入院されました．入院中は生死の境をさまよったとのことでしたが，何とか退院されました．また外来に来られたので聞いてみると「1日で下がる発熱のときは，もう何も薬を飲まないようにしています」とのことでした．それ以来，たまに発熱があるものの元気に少量の経口摂取を続けておられます（もちろんしっかりと口腔ケアをしながら）．

　化学性肺炎と細菌性肺炎は混合型もあり（食べ物と細菌が一緒に肺に入る），臨床では厳密に区別することはできないので難しいところではありますが，**誤嚥性肺炎には化学性と細菌性があること，その両者をできる限り区別する必要があること**は覚えておいてください．

＊　　　　　＊　　　　　＊

　では誤嚥性肺炎の知識が整理できたところで，その予防について誤嚥性肺炎発症のバランスの視点から考えていきましょう．

## 2　誤嚥性肺炎の予防〜侵襲を減らすアプローチ

### 1）誤嚥を減らす

　誤嚥＝誤嚥性肺炎ではありませんが，やはり誤嚥があると肺炎のリスクとしては高くなります．それに誤嚥時のムセは非常に体力を使いますので，患者さんは誤嚥が多いと疲れてしまいます．ですから誤嚥はできる限り回避するようにしましょう．

①嚥下訓練

　誤嚥・嚥下障害といえば「嚥下訓練」と思われがちですが，**認知症に起因する誤嚥に対して訓練は無効です．**ただし，廃用予防や廃用の改善に対しては，嚥下訓練が有効なこともありますので，訓練指示に従える患者さんには適用を考慮してもよいかもしれません．嚥下訓練の方法・手技に関しては多くの本が出版されていますので，それらを参考にしてください[4]．

091

②食事をとる時間帯

　**覚醒状態が悪い時や意識レベルが低下している時は誤嚥の頻度も高くなります**．患者さんによって「調子のよい時間帯」がありますので，その時間帯を見計らって経口摂取を行うようにできるのが理想です．

　とくにレビー小体型認知症では，オン状態とオフ状態があり，オフ状態のときは誤嚥も増えます．施設等では食事の時間が決まっていると思いますが，間食なども利用しつつ，可能な範囲でオン状態の時を見計らって経口摂取をしてもらってください．

　睡眠薬や抗不安薬，抗てんかん薬を服用している患者さんでは，その薬剤の主・副作用の眠気のために意識レベルが低下して誤嚥してしまうことがあります．眠気のために経口摂取量の低下や誤嚥がみられた場合は，主治医の先生と相談して投薬調整を試みましょう．

③食事時の姿勢～ポジショニングの工夫

　食事時の姿勢を嚥下しやすい状態にすることで，誤嚥を減らすことができます．パーキンソニズムや脳卒中後遺症のために，姿勢が崩れるとバランスをとるために首に力が入り，首にある嚥下に関連する筋が嚥下時にうまく機能しなくなり嚥下が障害されることがあります．**姿勢の傾きは他に障害がなければ放置する場合もありますが，嚥下機能に支障が出るときには，支持板やクッションなどを駆使して正しくポジショニングを行いましょう．**

**column　ポジショニングで困ったら**

　ポジショニングは理学療法士や作業療法士，一部の言語聴覚士，看護師が詳しいのでアドバイスを受けるのもよい方法です．

●頸部前屈位

　誤嚥防止で大切なのは，**食事の時に首が過度の緊張なく少しうなずくような状態になっていること**です（図7）．首が伸びていると嚥下しにくく誤嚥の原因になります．これは座位であっても，リクライニング位であっても共通です．枕やクッションなどを利用することで，自然と嚥下時に頸部前屈位になるようにしましょう（図8）．首が固くなり可動域が狭くなって前屈位がとれなくなっている患者さんもいます（図9）．可能な範囲で理学療法士などによる緊張を緩めるリハビリを取り入れるのも一法です．

●テーブルと椅子

　自分で食事をしている患者さんでは，テーブルと椅子の関係に注意しなければなりません．椅子とテーブルが遠く離れていると，皿を自分で持てる場合は問題ありませんが，持てない場合は皿と口の距離が大きくなってしまい，口に運ぶまでに食べこぼす原因となります（図10）．また，食べこぼしを避けるために，口を皿に近づけようとすると，どうしても頸部伸展（後屈）位になり誤嚥の原因となります（図11）．

　テーブルと椅子の高さにも注意が必要です．座高が高い患者さんでは，やはり皿と口との距離が遠くなりますが（図12），その一方で，座高が極端に低い患者さんでは，テーブルを

見上げて食事をすることになり，頸部伸展（後屈）位となり誤嚥の原因となります（図13）．座高に合ったテーブルと椅子が準備できると理想的です．

● リクライニング位

口から咽頭への送り込みが悪い場合は，リクライニング位をとると重力で食べ物が咽頭に流れやすくなります．患者さんによっては誤嚥も減ることがありますが，適切な角度は患者さんによって異なりますので，いろいろと試してみましょう．

> **column　リクライニング位の時の水分摂取**
>
> 水分などの流れのよい食品は一気に咽頭に流れるために誤嚥の原因になる場合があります．リクライニング位で水分を摂るときはとろみがついていた方が安全です．

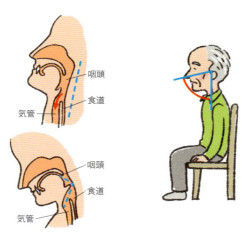

**図7｜頸部前屈位**

左上：頸部が伸展していると咽頭腔が広くなり，嚥下圧が低下するため誤嚥しやすくなります．
左下：頸部前屈位では咽頭腔が狭くなり，嚥下圧の形成が良好になります．気管の防御も良好になり誤嚥しにくくなります．
右：座位では軽く顎を引いた姿勢が「頸部前屈位」です．

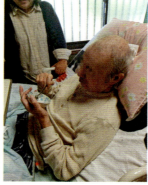

**図8｜リクライニング位での頸部前屈位**

ちょうどよいくらいの頸部前屈位になるように枕やタオルで微調整しています．

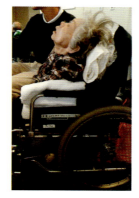

**図9｜首が固くなった患者さん**

首の痙縮のため頸部前屈位がとりにくくなっています．可能な限り頸部前屈にできるようマッサージを日々のケアに取り入れることとしました．

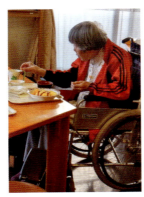
図10 | テーブルと椅子の距離が離れている患者さん
車椅子の肘掛けがテーブルに当たるので椅子を前に引いて座ることができず，食器から口までの距離が離れてしまっています．

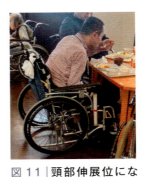
図11 | 頸部伸展位になっている患者さん
こぼれないように口でスプーンを迎えに行っているため，頸部が伸展した状態になっています．

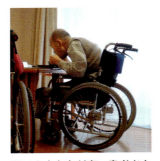
図12 | 座高が高い患者さん
背筋を伸ばすと口と食器の距離が遠くなってしまうので，こぼさないように口を食器に近づけて食べています．そのため頸部伸展位になり，食事中頻繁にムセていました．

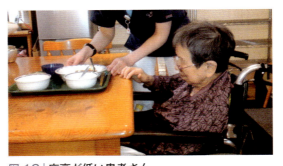
図13 | 座高が低い患者さん
座高に対してテーブルが高いため，この状態で食事をすると食器を見上げることになり頸部が伸展してしまいます．

### ④食事内容の工夫

食事内容の工夫は，嚥下訓練の適応にならない認知症の嚥下障害患者さんにとって最も重要です．その工夫によって，誤嚥や誤嚥性肺炎，窒息，低栄養が予防・改善できます．

#### ●食事の温度，味つけ

食べ物の温度が体温に近いと，感覚入力として弱いために食品として気づかれにくく，口腔内へのためこみや誤嚥の原因となります．嗜好の問題もありますが「温かい」「冷たい」がはっきりした食事を提供できるとよいでしょう．食事の時間が長くなると，時間経過に伴って食事の温度が室温に近づいてくるため注意が必要です．

味つけも，食品認知のためにははっきりとした濃いものが理想です．**とくにレビー小体型認知症やアルツハイマー型認知症では嗅覚低下があるので，風味豊かな食事の提供を心がけてください．**糖分や塩分のとり過ぎは身体によくありませんので，香辛料や柚子，酢などで味覚・嗅覚を刺激することで食品認知を促しましょう．

● 嗜好への対応

　嗜好は嚥下機能に大きく影響します．「好きな物は飲み込むのが早い」「好きな物は多く食べる」というだけでなく，**好きな物は誤嚥しない**という患者さんもいます．これは笑い話のようですが，裏づけ研究として「空腹時や嗜好に合った物を食べるときは脳の嚥下に関わる部分の活動性が上がる」という報告もあります[5]．誤嚥防止に嗜好は大事なポイントです．

● 機能に合わせた食事内容

　誤嚥や窒息なく，安全に嚥下ができるかどうかは，食塊形成の良否に負うところが大きいといわれています．食塊形成とは，食べ物を飲みこみやすい状態に口でまとめ上げることをいい，口の大事な機能です．誤嚥というと「ノド」が思い浮かぶと思いますが，食塊形成を行う「口」も非常に重要です．すなわち，口に入った食事が，「どのように口の中で食塊としてまとめ上げられノドに流れていくか」によって，誤嚥や窒息のリスクが決まります．

　したがって，**誤嚥や窒息の予防には，口腔の食塊形成機能に合わせた食事を提供することがポイントです**．例えば普通米飯は，歯がすべてそろっており舌の動きも問題ない患者さんでは大丈夫ですが，歯がなく舌の運動障害もある患者さんでは，食塊形成が不良なため米飯が粒のままバラバラになって咽頭に流れ込んできます（図14）[6]．

　食塊形成が不良な患者さんに対しては，食塊形成を助けるような食事，この場合は米飯ではなくお粥を提供すればリスクは軽減できるのです．

　認知症ではその原因疾患によらず，進行すると咀嚼ができなくなります．咀嚼ができない代わりに，押しつぶしや哺乳動作が出現してくることも多く，ちょうど小児の経口摂取機能の発達を逆行するように嚥下機能が低下していきます．そのような患者さんに対しては，小児と同様，**機能に適した食事内容を提供するとよいでしょう**．すなわち，**下顎が咀嚼ではなく**\*，**単純な上下運動になってくれば押しつぶしで食べられる食事を，舌が前後にしか動かないよう**

＊咀嚼時の下顎は単純な上下運動ではなく，前からみるとほぼ正中線上で開口したあと，咀嚼側へと側方移動しながら閉口していきます．

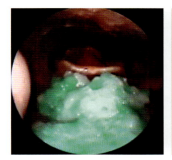 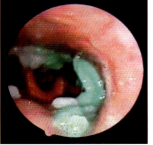

**図14｜米飯の食塊形成**
左：食塊形成良好．口腔機能が良好な患者さんの食塊は唾液でコートされて一塊になっています．
右：食塊形成不良．口腔機能が低下しており，米粒が粉砕されず，食塊がバラバラになって咽頭に流れています．

**であればペースト食を提供する**といった対応です．

● 増粘剤の使用

　高齢の認知症患者さんが最も誤嚥しやすいものは水分です（まれに例外もあります）．水分を誤嚥する患者さんでは増粘剤（とろみ剤ともいいます）は有効です（図15）．水分は，飲もうとすると勢いよくノドに流れ込むため，水分の動きに飲みこみ反射の開始が追いつかずに誤嚥してしまいます．増粘剤でとろみをつけると，ノドへの流入の時間が稼げるため，誤嚥せずに嚥下が可能となります（図16）．増粘剤は大きな薬局やインターネットなどの通信販売で手に入ります．

　増粘剤の使用時に注意するポイントを表1に示しました．使い方を誤ると，誤嚥が改善しないばかりか，強いとろみのために窒息の原因となることがあるので，初めて使うときは嚥下に詳しい医療者（言語聴覚士や歯科医師，歯科衛生士など）にアドバイスをもらうとよいでしょう．

　**増粘剤の欠点は，患者さんによっては受け入れてもらえないことです．**とろみがつくと飲まなくなる患者さんがいます．その時は増粘剤を使うことの利点（誤嚥を予防できる）と欠点（水分を摂らないと脱水になる）を天秤にかけて方針の決定を行いましょう．

> **column　増粘剤を使わないと判断した時**
> 　誤嚥性肺炎発症のバランスを思い出して，誤嚥しても誤嚥性肺炎にならない方法（口腔ケアを徹底する，咳払いをしっかりするなど）を考えましょう．

⑤一口量の調整

　脳卒中後の嚥下障害では，一口量は少ない方が安全であるといわれていますが，認知症の嚥下障害では，一概に少ない方がよいとはいい切れません．確かに少ない方が誤嚥の軽減という効果はあるかもしれませんが，一口量が少ないと嚥下動作が生じない患者さんも多くい

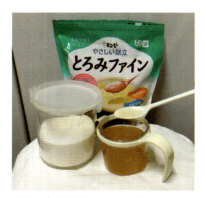

**図15｜増粘剤（とろみ剤）の一例**
粉末状のものが多く，液体に溶かして使用します．増粘剤の種類によってとろみの程度や，とろみがつく早さが異なるので注意しましょう．

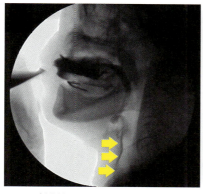 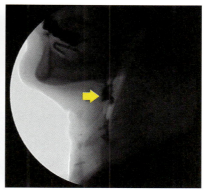

**図16｜液体の誤嚥と増粘剤の効果**
左：とろみなし液体摂取時．嚥下前に液体が気管内に一筋流れ込んでいるのが分かります（矢印）．
右：とろみあり液体摂取時．液体が咽頭に流れていますが，とろみがあるため気管内に入らず咽頭内に留まっています（矢印）．この状態であれば自分のタイミングで嚥下できるので誤嚥はありませんでした．

**表1｜増粘剤の使用時の注意点**

- 増粘剤は入れてしばらくしてからとろみがつく
- 同じ量を入れても食品によってとろみのつき方が違う
- 患者さんによって適したとろみが違う

ます．誤嚥の頻度が許容できる程度であれば，一口量が多い方が食事はテンポよく進みます．**ここでも誤嚥性肺炎発症のバランスをよく考えて一口量を検討してください．**

　一口量が少ない方が明らかに誤嚥が少ない場合は，一口量が多くならないように小さめのスプーンを使う，声かけをする，介助のときの一口量に気をつけるなどで対応しましょう．

　ただし，前頭側頭型認知症や一部のアルツハイマー型認知症のように前頭葉症状（自己を制御・抑制できない）がある場合は，一口量の調整は困難です．その場合の対応は第2部第4章の前頭側頭型認知症の食支援（p.76～）を参照してください．

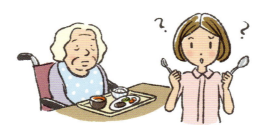

適した一口量は患者さんによって異なります．いろいろ試して最適な一口量を見つけましょう．

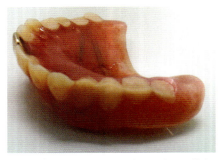

**図 17｜咬み合わせの面がすり減った義歯**

これだけ義歯の歯がすり減ると咀嚼の効率が悪くなります．義歯の作り替えが理想ですが，認知症患者さんの場合は新しい義歯を使いこなすことが難しいので，できる限り調整で済ませましょう．

⑥歯科治療

歯科治療，とくに義歯は嚥下に大きく関わります．義歯の有無，義歯のよし悪しによって誤嚥の頻度も変わることがあります．

**認知症の患者さんで義歯が合っていない場合は，できる限り新しく作らずに調整で済ませてもらいましょう．** 現存の義歯に合わせて咀嚼や食塊形成の動作がプログラムされているため，新しい義歯を作っても使いこなすことが困難になっています（図17）．どうしても調整での対応が無理なときは，旧義歯をできる限り再現した義歯を作ってもらうよう歯科に依頼しましょう．

## 新しい義歯でムセが悪化　　CASE STUDY

私の担当患者さんで，83歳のレビー小体型認知症の男性がおられました．診察時の訴えは，家族からの「最近，肺炎を繰り返すようになったから診てほしい」というものでした．診てみると，唾液で頻繁にムセられており，正直，なかなか厳しい状態に見受けられました．でも，詳しく家族の話を聞くと「もともとムセていたけど，入れ歯を新しくしてからムセがひどくなったような……」ということでした．新しい義歯と古い義歯を比べてみると，新しい義歯の方が，咬み合わせが高く作られていました．そのため，新しい義歯を入れると唾を飲もうとするときに舌が口蓋に届きにくくなっており，唾液がうまく飲めずに誤嚥していたようです．

そこで，古い義歯を調節して使えるようにして，古い義歯で生活してもらうようにしたところ……たまにムセるものの肺炎にはならずに済むようになりました．義歯の大切さを痛感した患者さんです．

もし旧義歯をなくしてしまったときは，参考となるものがないので義歯の設計が難しくなりますが，その時は少し咬み合わせを低めにした方が，唾液や食事の飲みこみが楽な患者さ

んが多い印象です（図18）．

　前述のように認知症が進むと咀嚼自体ができなくなる患者さんもいます．そのときは**咀嚼を目指した義歯ではなく，押しつぶしや送りこみを目指した義歯が必要になってきます**．さらに認知症が進むと義歯が不要となる患者さんもいます．咀嚼をしている患者さんや義歯を入れることで嚥下がスムースになったり誤嚥が減ったりする患者さんでは，義歯は装着しておいた方がよいでしょう．しかしながら，あまりに安定が悪い場合や患者さんが装着を嫌がる場合は，義歯装着／非装着で嚥下の状態（食事時間，ムセの頻度，発熱頻度，嚥下内視鏡の所見など）を比較し，差がないのであれば外すのもよい方法です（図19）．とくにペースト食やミキサー食を食べている場合は不要になる患者さんがけっこういます．**「義歯は入れるべきだ！」という固定概念は捨てて，「義歯は必要かな？」という目で観察してみてください**．

⑦服薬の方法

　薬を飲みこむのは非常に難しく，嚥下機能がそんなに悪くなくてもたまにムセることがありますが，レビー小体型認知症や血管性認知症などの嚥下機能が低下した患者さんの場合は，かなりの頻度でムセが観察されます．薬が飲みこみにくい原因としては，錠剤と水の流れのスピードが違い過ぎるので，水をムセずに飲もうと思うと錠剤が残り，錠剤を飲みこもうと思うと水が先に流れ込んでムセてしまいます．

　水で薬を飲むのが難しいときは，**ゼリーを用いて服用すると比較的安全に飲むことができ**

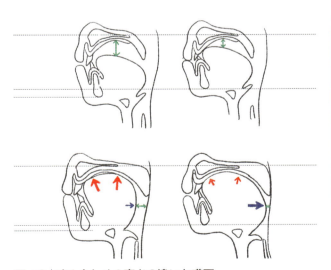

図18 ｜ 咬み合わせの高さの違いと嚥下

上：咬み合わせが高いと（左）舌と口蓋の距離が遠くなり，嚥下時にしっかりと舌を口蓋に押し付けることが難しくなります．低いと（右）舌と口蓋の接触は良好になります．
下：咬み合わせが高いと（左）舌を口蓋に押し付けることに力が使われて，咽頭に力が入りません．低いと（右）舌が後方にも動くため，効率よく咽頭圧を高めることができます．

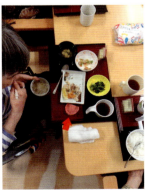

図19 ｜ 義歯を外してから食事をする患者さん

トレーの上に義歯があります（矢印）．この患者さんは義歯を嫌がって食事前に勝手に外してしまいます．そこで義歯のあり／なしで比較すると，義歯を外した方が食事時間が短くなりムセも減りました．それが分かってからは，食事中は義歯を外し，食事が終わると義歯を装着するということになりました．

099

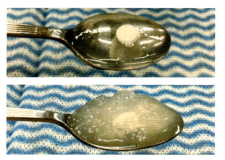

**図20｜飲むゼリー（ゼリー飲料）を用いた服薬**
上：少量の「飲むゼリー」に錠剤をのせたところ．
下：その上からさらに「飲むゼリー」をかけたところ．
　　下のようにして錠剤を含んだゼリーを丸飲みするように薬剤
　　を服用すると，比較的，安全に飲むことができます．

ます．ゼリー状のオブラートも市販されているので，それを用いるのもよい方法ですが，ゼリーであれば「こんにゃくゼリー」以外どれでも可です．ゼリーでくるんだり，ゼリーの中に埋めたりして服用するとよいでしょう（図20）．

どうしても錠剤がうまく飲みこめない場合は，薬剤師と相談したうえで，粉砕して食べ物と混ぜる，簡易懸濁法＊で溶かす，といった別の方法を考えましょう．

＊錠剤を粉砕したり，カプセルを外したりせず，そのまま温湯（約55～60℃）で溶解させる方法．

## 2）胃食道逆流を減らす

レビー小体型認知症やパーキンソン病では，腸の動きが悪くなるため便秘の頻度が高くなることは前述（p.52）しましたが，腸だけではなく胃や食道の動きも悪くなることが知られています．

> **column　認知症タイプによる消化器への影響**
> 胃や食道，腸の動きが悪くなるのは，レビー小体の構成成分であるα-シヌクレインが関与する疾患に特有の症状であり，アルツハイマー型認知症や前頭側頭型認知症ではあまりみられません．

胃や食道の動きが悪くなると，胃の内容物が十二指腸に送られるのが遅くなって食道へ逆流する頻度が高くなります．その結果，食道に炎症を起こし，胸やけや逆流性食道炎などの胃酸逆流症状を生じます．さらに逆流がひどくなると，食道にとどまらず咽頭にまで逆流してくることがあり，咽喉頭逆流と呼びます（図21）．逆流物は胃酸などの刺激物を含んでいるため，その刺激によってかすれ声やノドの痛みを引き起こし，さらにひどい場合は酸で歯

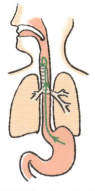

**図21｜胃食道逆流からの咽喉頭逆流**

高齢者では胃食道逆流に留まらず，咽頭・喉頭にまで上がってくることがあり，それが誤嚥性肺炎の原因になることがあります．

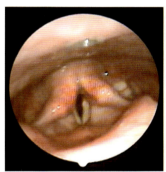 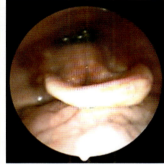 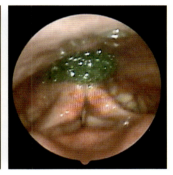

**図22｜咽喉頭逆流の嚥下内視鏡所見（連続写真）**
左：嚥下後　残留や誤嚥は認めませんでした．
中：しばらくすると嚥下したはずのゼリーが逆流してきました．
右：逆流で上がってきたゼリーがはっきりと確認できます．

の裏側が溶けることもあります．それに加えて，嚥下障害がある場合には，逆流物を誤嚥することによる逆流性の誤嚥性肺炎になることがあります（図22）．

したがって**レビー小体型認知症では，嚥下時の誤嚥による肺炎だけでなく，逆流性の誤嚥性肺炎も常に警戒しておかなければなりません**．実際の臨床でも，嚥下機能検査はまったく問題なくても肺炎を繰り返すという患者さんがおられますが，そのような場合は逆流性肺炎の可能性を頭に置きつつ診療を進めていきます．

また，**逆流性肺炎は，ノドがゴロゴロいうなどの前ぶれなく，突然40℃くらいの高熱が出るというのも特徴です**．すべてのケースでそういう発熱の仕方をするわけではありませんが，特徴の一つとして覚えておくとよいでしょう．

**column　逆流のリスク因子**

　レビー小体型認知症以外でも，高齢者，女性，円背などが胃食道逆流や咽喉頭逆流のリスクとなります．さらに食道裂孔ヘルニアという病名が付いている場合や，がんなどで胃を切除している場合には，逆流は必発と考えてよいでしょう．これらの症状は高齢者でよくみられるものですので，レビー小体型認知症やパーキンソン病といった病名がついていないからといって油断することなく，**高齢者のケアにあたるときには逆流を常に疑えるようになっておいてください．**

### ①姿 勢

　逆流も重力の影響を受けます．座った姿勢であれば，逆流物は重力の影響で下（胃）に戻ろうとしますが，寝た姿勢では重力の影響を受けにくくなるため逆流のリスクが高くなります．食後は胃の内圧が高くなっているため，内容物が十二指腸に流れるまで20分くらい座った状態でいるとよいでしょう．**体力がなくて座位が難しい場合でも，完全な水平位にするのではなく，30°くらいのリクライニング位にして，少しでも上半身を上げた状態にしておきましょう．**

　なかには夜間に逆流が生じて，起床時に高熱が出るといった逆流性肺炎を生じる場合があります．そのときも夜間の睡眠時の姿勢を完全に水平にするのではなく，30°リクライニング位にしておくと逆流がましになると考えられています．水平位じゃないと寝られないという患者さんの場合は難しいですが，リクライニング位での睡眠が可能なケースでは試してみてください．

### ②薬 剤

　食道や胃の運動低下に対しては六君子湯㊸（漢方製品番号）やモサプリドが有効と考えられています．しかしレビー小体型認知症やパーキンソン病に対しては系統立った大規模な研究がないため，これら薬剤が逆流性肺炎予防に有効であるとは言い切れません．実際の臨床ではこれらの薬剤で逆流が軽減され，肺炎の頻度が減る患者さんも経験します．個々の患者さんの状態をみながら投薬の要否や継続を判断する必要があります．

### ③食事量の調整

　やはり「おなかがいっぱい」という状態になると，胃の内圧が高くなるため逆流が増えます．若年者であれば，食事が胃に入ると胃が反応性に拡張しますが，高齢者では拡張が弱くなります*．そのため高齢者では，思ったよりも少ない量で「おなかがいっぱい」になってしまいます．

　その場合は1回の食事量を少なめにして，できるだけ胃がいっぱいにならないように気をつけましょう（図23）．しかし1回の食事量が減って，1日のトータルの摂取エネルギー量が減って低栄養になってしまっては本末転倒です．**1回の食事量を少なくしたときは間食で補うなどして，必要栄養エネルギー**

> ＊胃の拡張には一酸化窒素（強力な血管拡張作用を持つ）が関与すると考えられていますが，高齢になると血管内皮細胞からの一酸化窒素の放出が低下するために胃が拡張しなくなります．

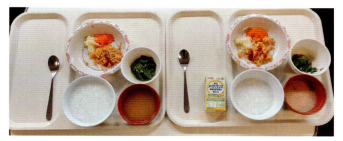

図23｜通常の食事（左）ハーフ食（右）

通常量を食べると，おなかがいっぱいになり逆流のリスクが高くなる患者さんに対しては「ハーフ（半分）食」を提供することがあります．左の通常量の食事と比べて右のハーフ食は量が少ないのが分かります．ハーフ食は量が少ない分，必要栄養エネルギー量を満たすために栄養剤が付いています．

量は確保できるようにしてください．

> **column　胃は小さくなる？**
> 年齢を重ねると「胃が小さくなった」と表現されることがありますが，その原理の一つは胃の反応性の拡張が弱くなるためです．

④胃瘻における栄養剤の半固形化

　胃瘻の患者さんの場合，入れる栄養剤は液体のものが多いですが，液体の栄養剤は逆流が多いことが知られています．その理由としては，液体は流れがよいため胃に圧力がかかると容易に食道へと逆流するというだけでなく，液体は胃に入ったときの刺激が弱いために胃の拡張が十分起こらず，そのために胃がすぐいっぱいになって圧が高まり逆流するというメカニズムが考えられています．

　それらの欠点を補うために，サラサラではなく，ちょっと固めの液体（半固形）の栄養剤を注入するという方法があります．**実際に半固形化の効果は高く，臨床でも半固形化にすることで多くの逆流が治まります．**寒天やゲル化剤を用いて液状の栄養剤を半固形化にする方法もありますが，あらかじめ半固形化に調整された栄養剤も市販されています．経済的な面も考慮しつつ，使い勝手のよい方法を選択してください．

⑤胃瘻におけるその他の注意

　胃瘻注入後の逆流が多い場合は，注入スピードをできる限りゆっくりにする，胃瘻チューブの先端を胃ではなく十二指腸にまで入れるといった方法もありますが，注入に時間がかかる，場合によっては注入ポンプが必要になるなどの問題もあります．患者さん本人や介護者の負担を総合的に判断して，最もよい方法を選びましょう．

　また，完全に経口摂取を禁止すると，食道の機能が低下して逆流を生じやすくなることがあります．胃瘻であっても口から食べるということはQOLの面から非常に重要ですが，逆流を減らすという点でも有効に働くかもしれません．

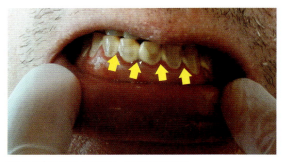

図24｜不潔な口腔内（下顎前歯部）
日ごろの歯みがきができていないため，多量の歯石と歯垢（細菌の塊）が付着しています（矢印）．
歯周炎のため辺縁歯肉の発赤も見られます．

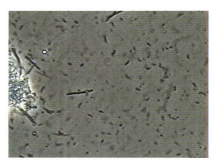

図25｜位相差顕微鏡で見た唾液中の細菌
黒い点や線で見えるのがすべて細菌です．動画で見ると，これら細菌は止まっているのではなく動き回っています．

### 3）口腔ケア

　侵襲の軽減で重要なのは口腔を清潔に保つこと，すなわち口腔ケアをしっかりと行うことです．口腔内には多種・多量の細菌が存在するため（図24），それらを誤嚥してしまうとバランスが侵襲に傾いて肺炎を発症してしまいます．

　不潔な唾液中には1mL中に$10^9$個の細菌が存在するといわれていますが（図25），その濃度は口腔ケアにより低下します．そうやって，**唾液中の細菌数を減じることで侵襲を軽減するのが口腔ケアの目的です**．加えて，口腔ケアには咽頭のサブスタンスP濃度を上昇させる効果があることが明らかにされています[7]．すなわち，**口腔ケアは咳嗽反射や嚥下反射を改善する効果もある**と考えられています．実際に口腔ケアを行うことで，誤嚥性肺炎の発症率が低下することが大規模な比較研究により明らかになっています[8]．口腔ケアの方法の詳細は，多くの本がありますのでそちらを参考にしてください．

## 3　誤嚥性肺炎の予防〜抵抗をあげるアプローチ

### 1）栄養改善

　免疫機能には栄養状態が大きく関与しています．各認知症の原因疾患別対応のところで食行動の障害と嚥下障害に対するアプローチを解説していますので，まずはそちらを参考に経口摂取量を増やして栄養改善を試みてください．それでも栄養状態に問題がみられる場合には，栄養改善に重きを置いたアプローチを考えましょう[9]．栄養改善については管理栄養士に相談しながら進めるのが理想です．

#### ①食事摂取の時間帯の工夫

　一般に高齢者は朝の経口摂取量が多い傾向があるという報告があります[10]．そのような

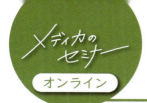

# メディカのセミナー オンライン

見て理解＆即実践！
いつでも・どこでも・何度でも！
エビデンスに基づく知識＆技術！

視聴期間　受講証メール受信日より30日間

## オンライン　NEW
### 「なるほどっ!!」とわかれば看護と栄養が結びつく
## 病棟ナースのための栄養の基礎と実践
～管理栄養士モリーの経腸栄養の初心者脱出！～

**看護と栄養をどのように結びつけ、
日頃の看護に活かすのかをわかりやすく解説**

| 講師 | 森 茂雄 |
|---|---|
| 受講料 | スライド資料ダウンロード 6,000円（税込）<br>スライド資料送付 8,000円（税込） |

収録時間：約100分　スライド資料：43ページ　#病棟栄養

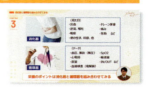

## オンライン
## カリウム管理・心不全・不整脈予防まるわかり教室

**カリウムの正体を正しく知って適切な指導を
行うための"裏付け"をお話しします！
日頃のギモンも解決！**

| 講師 | 伊東 稔 |
|---|---|
| 受講料 | 3,000円（税込） |

収録時間：約80分　#カリウム

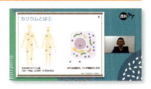

## オンライン
## リン・カルシウム管理まるわかり教室

**リンはもちろんのこと、患者さんの体や気持ちを
知って説得力のある指導ができるようになる！**

| 講師 | 加藤 明彦 |
|---|---|
| 受講料 | 3,000円（税込） |

収録時間：約80分　#リン

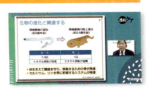

※2023年5月現在の情報です

## FitNs.を利用すると、どう変わる?

※FitNs.利用者における自社調べ(2022.5実施)

### Before

FitNs.で得られるのと同じ情報を得るために…

| 書店では<br>2週間以上 | 図書館では<br>1週間以上 | 自宅の本棚は<br>24時間以上 |
|---|---|---|
| 書店に出向いていた時は<br>2週間以上<br>かかっていた人が<br>**60%!** | 図書館に行っていた時は<br>1週間以上<br>かかっていた人が<br>**63%!** | 自宅本棚から探していた時は<br>24時間以上<br>かかっていた人が<br>**62%!** |

### After

キーワード検索で19の専門誌から一気に探せる!

# FitNs.なら60分以内

1つの「知りたい」情報が発生してから、
FitNs.ユーザーの**90%**が
必要な情報を
**60分以内**に見つけられ、
**そのうち30%は10分以内**
に見つけられると言っています。

## 実際に利用した方から実感の声!

FitNs.ユーザーの**70%以上**の人が
調べもの学習の時間が
**10分の1以下**になったと言っています。

※FitNs.利用者における自社調べ(2022.5実施)

すべて専門誌に掲載済みの記事だから
内容も安心できて、きちんと勉強できます。
実際にFitNs.ユーザーの**約90%**の方が、
**安心して勉強ができる**と言っています。

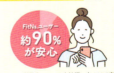

※FitNs.利用者における自社調べ(2022.5実施)

## なぜ
## 3時間を10分にできるのか?
## さらなる詳細はWEBで

すべての
医療従事者を
応援します!

株式会社メディカ出版

〒532-8588
大阪市淀川区宮原3-4-30 ニッセイ新大阪ビル16F

メディカ出版 フィットナス | 検索

## ナースの最強知恵袋

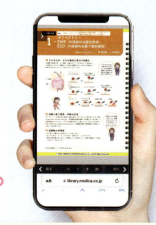

**FitNs.** なら短い時間で効率的に情報収集。
最大3時間かかっていたものが

# 10分で手に入ります。

### 最強の理由

**正しい情報を見つけつつ、効率的な学習で時短を実現!**

メディカ出版が刊行する**19**の看護系専門誌から、
**10,000**以上の記事・動画が<u>見放題!</u>

\まずは/
# 無料体験!
無料ですぐに読める

◀ FitNs.を使うとどう変わるのか? 詳しくは 裏面 へ

すべての医療従事者を応援します

## MC メディカ出版

**最新のラインナップは セミナーTOPページへ!**
https://store.medica.co.jp/

**最新テーマのおしらせは Instagramをフォロー!**

🔍 #キーワードで検索できます

| 受講料 | 6,000円（税込）～ |
|---|---|
| 視聴期間 | 受講証メール受信日より30日間 |

## オンライン NEW　実践できる 糖尿病ケア

**糖尿病に関する数字、なぜ糖尿病をDMと呼ぶのか？ ブドウ糖と砂糖の違い、糖質を多く含む食品などが 説明できるようになる！**

| 講師 | 清水 健一郎 |
|---|---|

収録時間：約120分　スライド資料：75ページ　#糖尿病ケア

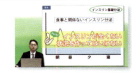

## オンライン NEW　実践できる 栄養ケア

**栄養ケアの「なぜ、どうして」の部分をもっと深められる！**

「栄養ケアを実践してみたいけど、何をすればいいのかわからない…」
「栄養ケアを行うのに苦手意識がある…」そんな方でも大丈夫！

| 講師 | 清水 健一郎 |
|---|---|

収録時間：約110分　スライド資料：77ページ　#栄養ケア

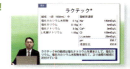

## オンライン NEW　検査データのよみ方にはコツがある！ よくわかる！臨床検査データ

検査・検査値につよいナースになろう！
**"どの検査データを重要視するべきか？"が わかるようになります！**

| 講師 | 前川 芳明 |
|---|---|

収録時間：約130分　スライド資料：46ページ　#わかる検査

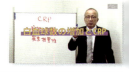

---

**お問い合わせ**

**株式会社メディカ出版　お客様センター**

📞 **0120-276-115**
[受付時間]平日9～17時

〒532-8588 大阪市淀川区宮原3-4-30 ニッセイ新大阪ビル16F
オンラインストア：https://store.medica.co.jp/

朝に食欲がある患者さんに対しては，朝の提供カロリーを多くして1日トータルで必要栄養量が摂取できるようにします．レビー小体型認知症では，オン状態のときを見計らって栄養摂取量を増やすようにしましょう．

②間食の利用

　胃に食べ物が送り込まれた時は，それが刺激となって胃が拡張するため，さらに多くの食べ物を摂取することが可能となります．しかしながら，高齢者ではその反応が弱くなるため，1回に十分量の食事がとれなくなることがあります．そういう場合は，間食を有効に利用しましょう．施設などでは午後3時に1回の間食をとることが多いですが，摂取量を上げたいときには，さらに回数を増やすことも検討するとよいでしょう．

③脂質の利用

　3大栄養素のうち，炭水化物（糖質）とたんぱく質の供給エネルギー量は1g当たり4kcalですが，脂質は9kcalであり，脂質を調理に利用すると摂取カロリーを上げることができます．摂取カロリーにおける脂質が占める割合は日本人の平均では20～30％とされていますが，摂取カロリーを増やすために脂質を50％程度にまで上げても問題ないといわれています．

### column　摂取カロリーを増やすための粉末油脂

手軽に脂質を補えるように粉末状の油脂も市販されていますので利用するのも手です．食事に加えることで，大きく風味を損なうことなく手軽に食事のカロリーを増やすことができます．

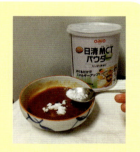

④嗜好に合わせる

　栄養摂取量を増やすには嗜好を利用しましょう．やはり好きな物は食が進みます．アルツハイマー型認知症や前頭側頭型認知症では嗜好が変化したり，こだわりが強くなったりしますので，それを利用して摂取カロリーを増やすようにします．理想は嗜好に合わせつつ，バランスよく必要な栄養量・栄養素がとれることです．例えば，嗜好が甘味に偏った場合には，甘いもので栄養バランスがとれるような工夫が必要になります．

　なかにはある一定の食べ物しか食べなくなり，どうしても栄養バランスがとれなくなる認知症高齢者もいますが，そのときは**栄養バランスよりも摂取量を重視しましょう**．摂取量が足りない場合は改善が困難であり即低栄養の問題が生じますが，栄養バランスが悪いときは投薬やサプリメントで補正ができることも多く，臨床上問題となることも実際は多くありません．

⑤栄養剤（栄養補助食品）の利用

　栄養剤はたんぱく質，炭水化物（糖質），脂質，電解質，ビタミンなどの身体の維持に必要な成分を効率よく補うためのものであり，いろいろな種類のものが開発・販売されています（p.31）．特定の成分を補うものから，それだけですべての必要栄養素が補える高カロリーのものまであり，栄養改善・維持のために非常に有用です．胃瘻などの経管栄養で用いられることも多くありますが，経口のみの患者さんにおいても，食事では不十分な栄養を補うために用いることがあります．

　栄養剤の中にはたんぱく質を多く含むものもあります．血液検査で栄養の指標とされるアルブミン*の値が低いと，その改善のためにたんぱく質含有量が多い栄養剤が選ばれることがあります．しかし，血清中のアルブミンはほとんどが肝臓で合成されるため，経口で補ってもあまり意味がありません．高齢者の場合は潜在的な慢性腎疾患も多く，過度のたんぱく質の摂取は腎機能障害へとつながります．**褥瘡（床ずれ）などがなければたんぱく質を積極的に補う必要はなく，一般的な栄養バランスのもので十分です．**

> ＊アルブミンを栄養の指標にするのは賛否があります．アルブミンは炎症があると栄養状態とは関係なく下がるので，陰性急性期反応物質と考える動きもあります．

## 2）免疫機能の賦活〜ワクチンの利用

　免疫機能の向上にはワクチンが有用です．肺炎に特化したワクチンとしては，肺炎球菌のワクチン[2*]が開発され臨床でも用いられています．肺炎球菌は誤嚥性肺炎の原因菌になることも多く，**誤嚥をしている高齢者においても誤嚥性肺炎の予防のために肺炎球菌ワクチンの接種が推奨されています．**

> [2*]高齢者に対してはニューモバックス®NP とプレベナー13®の2種類が承認されています．

　**インフルエンザのワクチン接種も有用です．**インフルエンザ感染後に肺炎球菌に感染すると肺炎が重症化しますので，そのきっかけを減らすためにもインフルエンザワクチンの接種が推奨されます．インフルエンザと肺炎球菌のワクチンを両方接種することで，肺炎の重症化や肺炎による死亡を減らせられることが示されています．

## 3）咳嗽反射の改善〜薬剤の利用

　咽頭のサブスタンスＰや脳内のドパミンを補う薬剤が，咳嗽反射の改善には有効であることが知られています．詳細は第4部の「1-2）嚥下機能を改善する薬剤」（p.119〜）を参照してください．

## 4）喀出力の維持・改善〜呼吸理学療法

　呼吸・喀出機能を改善・維持するのは呼吸理学療法です．自発的な運動が低下している高齢者は廃用を生じていますので，呼吸理学療法によって呼吸機能の維持・改善が期待できま

す[11]．ここでは認知症高齢者にも適用可能な手技を簡単に説明します．

①シルベスター法（変法）

シルベスター法はラジオ体操のように，呼吸と同期させて腕を上げ下げする方法です．具体的には，吸気時に腕を上げて，呼気時に腕を下げます（原法）．意思疎通ができない認知症患者さんでは呼吸と同期させることは困難ですが，同期させなくても上肢を挙上させると胸郭が広がる方向に力がかかるため，十分な訓練になります（変法）（図26）．とくに麻痺側は上肢を自発的に動かせないため，胸郭の動きも低下していますので，麻痺側を重点的に行うとよいでしょう．ただし，痛みを生じないように注意が必要です．

②体軸の捻転

上半身（胸椎）を動かす動作は，胸椎とつながる肋骨を動かす作用があるので，胸郭可動域訓練として有効です　胸椎の前屈・側屈・捻転などが自動や他動を問わず行えるとよいでしょう（図27）．寝たきりの患者さんでは，あおむけの状態で膝を曲げ，その膝を左右に倒すと間接的に胸椎を捻転させることができます．

③肩甲骨の内転（胸を張る）

円背・猫背になっていると，肩も前方に落ち込むため胸郭が動きにくくなり十分に息が吸えなくなります．試しに円背になって深呼吸をしようとしても，深く息を吸えないのが分かると思います．そういう場合は，呼吸理学療法の一つとして胸を張るような姿勢を取らせるとよいでしょう（図28）．この方法も麻痺側を重点的に行うと効果的です．

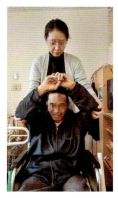

**図26｜シルベスター法**
吸気時に腕を上げて呼気時に下ろすのが理想ですが，呼吸と同期できていなくても効果は期待できます．

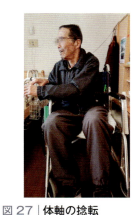

**図27｜体軸の捻転**
胸椎が捻じれると胸椎に付いている肋骨が動くので，胸郭可動域訓練になります．

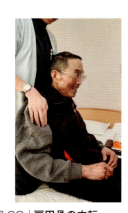

**図28｜肩甲骨の内転**
胸を張る姿勢をとると胸郭が広がります．肩甲骨の動きを意識して行うとよいでしょう．

### 5）誤嚥物の排出促進〜呼吸理学療法の応用

誤嚥したとしても誤嚥物を排出できれば肺炎にはなりません．誤嚥物を排出するには咳による喀出も重要ですが，喀出を効果的に行うには呼吸理学療法を応用した手技が有効です．

ムセている患者さんに対して，排出を促すために軽く背中を叩く（パーカッションやタッピングといいます）ことがありますが，現在その効果は否定されています．とくに**誤嚥したときに座位で背中を叩くことは，せっかく喀出しようとしている誤嚥物を重力でさらに深い気管支に落とし込むことになり危険ですのでやめておきましょう．**しっかりと力強くムセている患者さんの場合は，何もせずに落ち着くまで見守っているだけで大丈夫です．ムセが弱い，あまりに大量に誤嚥したという場合には，以下の方法を試みてください．

①ドレナージ

気管や肺の中に入った誤嚥物を，重力を利用して中枢気道へ誘導・排出する方法です．

左右に傾くことなく座位で食事をしていた場合には，右の気管支が左より太く，角度も小さいため誤嚥物は一般には肺の右下に流れ込みます（図29）．したがって，食べ物や口腔ケアの水などを誤嚥（不顕性を含む）したときは，食事やケアのあとで右肺を上にした体位で横になっておけば誤嚥物の排出に効果的です（図30）．もちろん，体幹保持が不十分で左に傾斜している患者さんでは誤嚥物は左肺に入る確率が高くなり，リクライニング位で誤嚥した患者さんでは背側に入る率が高くなります．その場合はそれぞれ左上の側臥位や腹臥位も考慮しましょう．

ドレナージを行い誤嚥物がノドまで上がってくると（状態にもよりますが3〜15分），ノドがゴロゴロいい始めますのでそのタイミングで咳をするよう促します（図31）．

> **column　ドレナージの適応**
>
> ドレナージは患者さんの協力もあまり必要ないので，認知症の患者さんの食事後などに適用しやすいですが，胃食道逆流のある患者さんでは食後横になると逆流しやすくなるので注意が必要です．

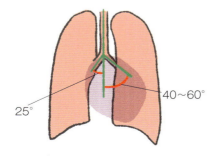

**図29｜気管支の走行**
右の気管支の方が太く角度が小さいため，座位で誤嚥したものは高い確率で肺の右下に流れ込みます．

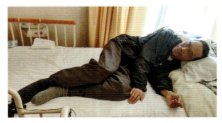

**図30｜右上側臥位のドレナージ**
座位で誤嚥をした場合のドレナージは，右上の側臥位が効果的です．

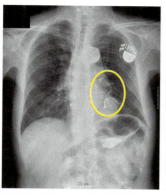
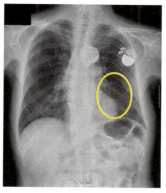
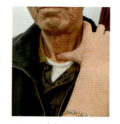

図32｜気管圧迫法

親指などで気管を勢いよく圧迫すると咳嗽反射が促されます．

図31｜ドレナージの効果

左傾斜で造影剤（バリウム）を不顕性誤嚥したために胸部X線写真を撮影しました．
左：ドレナージ前．左の気管支が造影されています（黄色円）．
右：ドレナージ後．気管支の造影は見えなくなり，バリウムが排出されたことが確認できます．

②気管圧迫法

　身体の外から気管に刺激を加えることで咳嗽反射を誘発する方法であり，意思疎通ができない患者さんや意識的に咳嗽ができない患者さんでは有効です（図32）．

　ポイントは気管を瞬間的に変形させることです．そうすることで，気管内に異物が侵入してきたときと同じような感覚を与えられるため，咳が惹起できます．瞬間的な圧迫が難しいときは，気管を緩徐に圧迫しておいてから，指先で転がすように気管からの圧を瞬間的に開放する方法もあります．

　この手技は違和感が強いため，効果と侵襲のバランスをしっかりと見定めて適応してください．また，手技に慣れない人が行うと違和感だけが強く出ますので，初めのうちは慣れた人に指導を受けてから行うようにしましょう．圧迫しても咳嗽反射を誘発することが難しい患者さんもいますので，効果のない圧迫を続けないようにしてください．

＊　　　＊　　　＊

　認知症の食支援を行うにあたり避けるべきは「誤嚥」ではありません．誤嚥を回避しようと思うと，患者さんに過度の経口摂取制限を課すことになります．避けるべきは「肺炎」です．**「誤嚥させない」ではなく「誤嚥していても肺炎にさせない」という考え方が重要です．**そのためには，患者さんの嚥下機能だけでなく，呼吸機能，栄養状態，認知機能，咀嚼機能，介護者のマンパワー，口腔衛生状態，年齢，生命予後などを考慮して，肺炎にならないギリギリのラインを見極める必要があります．そのラインを見据えながら経口摂取を支援するのが認知症患者さんの食支援の神髄です．「誤嚥を知り患者さんを知れば食支援殆うからず」です．

**参考文献**

1) Yamaya, M. et al. Interventions to prevent pneumonia among older adults. J Am Geriatr Soc. 49, 2001, 85-90.

2) 野原幹司. "誤嚥性肺炎". 訪問歯科診療ではじめる摂食・嚥下障害へのアプローチ. 植松宏監修. 東京, 医歯薬出版, 2007, 132-8.

3) 上田章人. 誤嚥性肺炎の治療・予防のための投薬. 月刊薬事. 59 (9), 2017, 1916-820.

4) 野原幹司. "4章 嚥下訓練". 認知症患者の摂食・嚥下リハビリテーション. 野原幹司編. 東京, 南山堂, 2011, 59-68.

5) Gordon, CM. et al. Neuroanatomy of human appetitive function: A positron emission tomography investigation. Int J Eat Disord. 27, 2000, 163-71.

6) 深津ひかりほか. 内視鏡を用いた嚥下直前の食塊の観察. 日本摂食嚥下リハビリテーション学会誌. 14 (1), 2010, 27-32.

7) Yoshino, A. et al. Daily oral care and risk factors for pneumonia among elderly nursing home patients. JAMA. 286, 2001, 2235-6.

8) Yoneyama, T. et al. Oral care and pneumonia. Oral Care Working Group, Lancet. 354, 1999, 515.

9) 野原幹司. "6章 栄養へのアプローチ". 前掲書4), 93-100.

10) 熊谷修. 高齢者の栄養改善アセスメント. 総合ケア. 15 (7), 2005, 16-21.

11) 野原幹司. "誤嚥・誤嚥性肺疾患予防のための呼吸理学療法". 言語聴覚士のための呼吸ケアとリハビリテーション. 石川朗編. 東京, 中山書店. 2010, 119-21.

第**4**部

# 食に関わる薬剤
ムセる，食べないのは薬のせい？

極論を言えば，認知症は脳の不可逆な変化を生じるので，それに起因する嚥下障害や食欲低下は治りません．治らないから食支援が必要なのです．しかしながら一方で，認知症以外に起因する嚥下障害や食欲低下は改善可能であり，そのなかでも重要なのが薬剤の有害事象*によるものです．薬剤性の嚥下障害・食欲低下は，服用薬剤を変更したり，中止したりすることで改善が期待できます．また，薬剤のなかには嚥下機能や食欲低下を改善する効果のあるものもあります．ここでは食に関わる薬剤について解説します．

**注意：薬剤を変更する時は，主治医と相談の上，慎重に臨む必要があります．**

> \* 高齢者では薬剤の副作用だけでなく，主作用が強く出ることによる害も生じます．それら薬剤によって生じた好ましくない症状すべてを「有害事象」といいます．

## 1　嚥下機能に影響を与える薬剤 （表1）

**表1｜嚥下機能に影響を与える薬剤**

| 嚥下機能を低下させる薬剤 | 嚥下機能を改善する薬剤 |
| --- | --- |
| 睡眠薬（抗不安薬） | ACE 阻害薬 |
| 抗精神病薬 | アマンタジン |
| 制吐薬 | シロスタゾール |
| 鎮咳薬 | 半夏厚朴湯⑯ |
| 抗てんかん薬 | |
| 筋緊張改善薬 | |

### 薬剤性嚥下障害　　　　　　　　　CASE STUDY

　薬剤性嚥下障害は医師の間でも，まだまだ知られていません．

　今から3，4年前（2014年ごろ）ですが，食事中のムセを主訴に診察依頼があった患者さんがおられました．その方は脳卒中後の患者さんだったのですが，嚥下機能検査をすると液体だけでなく固形物でも大量の誤嚥が認められました．脳卒中の部位や程度からすると，そんなにシビアな誤嚥はしないはずだけど……と考えていると，嚥下機能を低下させる薬剤（抗精神病薬）が処方されていました．薬剤性の嚥下障害が疑われたので，処方医に「薬剤によって嚥下機能が低下しているので，中止や変更を考えてください」と問い合わせたところ，「薬剤で嚥下機能が低下するなんて考えられない」という返事がありました．何とか説得して投薬を中止してもらったところ……食事中のムセはほぼなくなりました．

## 1）嚥下機能を低下させる薬剤〜薬剤性嚥下障害の原因となる薬剤

認知症患者さんの臨床において「治療可能な嚥下障害」の代表的なものが薬剤性嚥下障害です[1]．誤嚥を疑う患者さんがいたら，まず投薬内容をチェックすることが必須です．認知症に起因する嚥下障害は治りませんが，**薬剤に起因する嚥下障害は治ります．絶対に見逃さないようにしましょう．**

### ①向精神薬はダメ？

精神活動に影響を与える薬剤のことを総称して向精神薬*と呼ぶことがあります．なんとなく向精神薬は嚥下によくない，という印象はないでしょうか？　確かに，向精神薬のなかには嚥下に悪影響を与える薬剤も多いですが，すべての向精神薬がダメなわけではありません．ここでは代表的な向精神薬を整理していきましょう．

＊広義には，アルコールなどの嗜好品，覚せい剤などの精神異常発現薬なども含まれますが，一般的には精神疾患の治療に用いられる薬物を指します．具体的には抗精神病薬，気分安定薬，抗うつ薬，抗不安薬，睡眠薬，精神刺激薬，認知症治療薬などが含まれます．

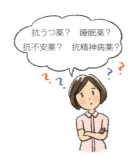

精神に関連する薬剤は「なんとなく嚥下に悪そう」というイメージかもしれません．ひとくくりにせずに分類して覚えましょう．

### 表2｜よく使われる抗うつ薬

| 三環系抗うつ薬 | 四環系抗うつ薬 |
|---|---|
| クロミプラミン（アナフラニール）<br>ノルトリプチリン（ノリトレン）<br>アミトリプチリン（トリプタノール）<br>アモキサピン（アモキサン）<br>イミプラミン（トフラニール） | ミアンセリン（テトラミド）<br>マプロチリン（ルジオミール） |
| 選択的セロトニン再取込み阻害薬（SSRI） | セロトニン・ノルアドレナリン再取込み阻害薬（SNRI） |
| パロキセチン（パキシル）<br>セルトラリン（ジェイゾロフト）<br>エスシタロプラム（レクサプロ）<br>フルボキサミン（デプロメール，ルボックス） | デュロキセチン（サインバルタ）<br>ミルナシプラン（トレドミン）<br>ベンラファキシン（イフェクサー） |
| ノルアドレナリン作動性・特異的セロトニン作動性抗うつ薬（NaSSA） | その他 |
| ミルタザピン（リフレックス，レメロン） | トラゾドン（デジレル） |

青字は主な商品名

● 抗うつ薬（表2）

　気分が沈みこむ「うつ」の状態に対して用いられることがある薬剤で，認知症高齢者でも服用している患者さんがおられます．現在よく用いられているのは，選択的セロトニン再取込み阻害薬（SSRI）やセロトニン・ノルアドレナリン再取込み阻害薬（SNRI）ですが，これらの薬剤の食に関する副作用としては口腔乾燥があるものの，誤嚥などの嚥下障害の原因にはなりません．

　一方，使われる頻度は低くなっていますが，三環系や四環系といわれる抗うつ薬は，口腔乾燥だけでなく嚥下も障害することがあるので注意が必要です．

● 睡眠薬（抗不安薬）* （表3）

　睡眠薬にはベンゾジアゼピン系といわれる薬剤が用いられることがありますが，それらには眠たくなる作用だけでなく筋を弛緩させる作用もあります（図1）．その結果，**嚥下に関連する筋も弛緩するために夜間の誤嚥の原因となることがあります．**他方，Z薬[2]*といわれる非ベンゾジアゼピン系の睡眠薬は同じように睡眠作用を示しますが，筋弛緩の作用が比較的少ないため誤嚥の原因になることはあまりありません．ベンゾジアゼピン系は要注意だけれどもZ系はましというイメージです．

　また，ベンゾジアゼピン系の薬剤は体内の脂肪に溶ける傾向があり，いったん脂肪内に蓄積された分が再度血液中に放出されるため，脂肪量が相対的に増加した高齢者では，だらだらと長時間効果が持続し，睡眠薬として用いたはずなのに朝まで傾眠が続いてしまうことがあります[2][3]*.

> *睡眠薬と抗不安薬は共通の薬剤が用いられることが多いですので，まとめてここで取り上げます．
> [2]*ゾルピデム（マイスリー®），ゾピクロン（アモバン®），エスゾピクロン（ルネスタ®）などのように，名前に「Z」が付くのでZ薬と呼ばれます．
> [3]*次の日の朝まで効果が続くことを「持ち越し効果」といいます．

**表3 | よく使われる睡眠薬（抗不安薬）**

| ベンゾジアゼピン系 | |
|---|---|
| ●超短時間型<br>トリアゾラム（ハルシオン）<br>●短時間型<br>ブロチゾラム（レンドルミン）<br>ロルメタゼパム（ロラメット，エバミール）<br>リルマザホン（リスミー） | ●中間作用型<br>フルニトラゼパム（サイレース，ロヒプノール）<br>ニトラゼパム（ベンザリン，ネルボン）<br>エスタゾラム（ユーロジン）<br>●長時間型<br>クアゼパム（ドラール） |
| **非ベンゾジアゼピン系（Z薬）** | |
| ゾルピデム（マイスリー）<br>ゾピクロン（アモバン）<br>エスゾピクロン（ルネスタ） | |
| **メラトニン受容体作動薬** | |
| ラメルテオン（ロゼレム） | |
| **オレキシン受容体拮抗薬** | |
| スボレキサント（ベルソムラ） | |

青字は主な商品名

| | | |
|---|---|---|
| ベンゾジアゼピン系 | 睡眠作用 ＋ | 抗不安作用<br>筋弛緩作用 |
| 非ベンゾジアゼピン系（Z薬） | 睡眠作用 | |

**図1｜睡眠薬の分類**

ベンゾジアゼピン系の薬剤は睡眠作用に加えて抗不安作用があるため，抗不安薬としても用いられますが，筋弛緩作用があるため誤嚥の原因となることがあります．
非ベンゾジアゼピン系の薬剤は睡眠作用がメインであり，筋力低下による誤嚥のリスクは高くありません．

「朝の調子が悪い」「朝食時がムセやすい」という症状があったときは，睡眠薬の見直しを検討するようにしましょう．超短時間作用型の睡眠薬であれば，朝食時の誤嚥の原因になることはほぼありません．

　抗不安薬としてはZ系の薬剤が用いられることはなく，ベンゾジアゼピン系の薬剤が用いられます．この場合は昼間に効果が出るように処方されているため，昼間の唾液や食事の誤嚥に注意が必要になります．

　新しいタイプの睡眠薬としてラメルテオンやスボレキサントなどがありますが，私の経験では，これら薬剤で誤嚥が増えたという患者さんは今のところいません．

● **抗精神病薬（メジャートランキライザー）（表4）**

　典型的な使用は統合失調症という病気に対するものですが，認知症の高齢者においては，夜間のせん妄や幻覚などに対して用いられることがあります．抗精神病薬に分類されるもののほとんどは，ドパミンの働きを阻害することで効果を発揮し，せん妄や幻覚の症状を改善します．しかしながらせん妄や幻覚の症状を改善する一方で，ドパミンの働きを阻害するために，パーキンソニズム*を生じ，サブスタンスPの分泌を減少させて嚥下・咳反射を弱めるという副作用も有しています（図2）（第

> ＊安静時振戦（振るえ），固縮（筋のこわばり），寡動（動きがゆっくりになる，あまり動かなくなる），姿勢反射障害（姿勢が崩れる）などを示す錐体外路症状の一つ．臨床では錐体外路症状とほぼ同義として用いられることもある．

**表4｜よく使われる抗精神病薬**

| 定型（古くからある） | 非定型（比較的新しい） |
|---|---|
| クロルプロマジン（ウインタミン，コントミン） | リスペリドン（リスパダール） |
| レボメプロマジン（ヒルナミン，レボトミン） | パリペリドン（インヴェガ） |
| ペルフェナジン（ピーゼットシー，トリラホン） | ペロスピロン（ルーラン） |
| ハロペリドール（セレネース） | ブロナンセリン（ロナセン） |
| スルピリド（ドグマチール，アビリット，ミラドール） | オランザピン（ジプレキサ） |
| チアプリド（グラマリール） | クエチアピン（セロクエル） |
| | クロザピン（クロザリル） |
| | アセナピン（シクレスト） |
| | アリピプラゾール（エビリファイ） |

青字は主な商品名

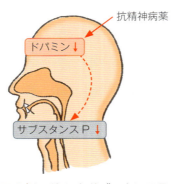

**図2│ドパミンとサブスタンスP**
抗精神病薬によりドパミンの働きが阻害されると，サブスタンスPの濃度が下がり嚥下・咳反射が低下します．

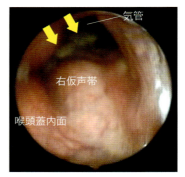

**図3│抗精神病薬服用中の患者さんの嚥下内視鏡所見**
もともと少量の水分の誤嚥はありましたが，抗精神病薬を服用すると，固形物（米飯）を誤嚥（矢印）しても咳がでなくなっていました．

3部の「不顕性誤嚥」の項p.87参照）．**私の臨床経験では，薬剤性嚥下障害の原因薬剤としては，この抗精神病薬によるものが最も多いです**（図3）．

　抗精神病薬は昔からある定型（従来型）と呼ばれるものと，比較的新しい非定型（新世代型）と呼ばれるものがあります．定型の方が主作用は強いとされますが，その分副作用も強くパーキンソニズムや嚥下障害の原因になりやすいといわれています．一方，非定型は副作用が少ないといわれているものの，高齢者においては思った以上にパーキンソニズムや嚥下障害の原因となっていることが最近わかってきました[3]．

> **column　抗精神病薬服用のリスク**
>
> 　認知症の高齢者においては，長期服用により脳血管障害や死亡のリスクを高めることも報告されていますので，可能な限り中止を考慮したい薬剤です．

　抗精神病薬が処方されている理由としては，真に必要である時以外に，①急性期病院からの継続，②夜間不眠や睡眠障害，③過去に必要であった時からの長期漫然投与，が多く経験されます．高齢者で処方されていることに気づいた場合は，**意識して「今，本当に必要か」という目で再確認してください**．

> **column　抗精神病薬による誤嚥**
>
> 　私の臨床経験では，夜間せん妄に対して抗精神病薬が処方され，その結果重度の誤嚥，誤嚥性肺炎を生じている患者さんをよく見かけます．その夜間せん妄も真のせん妄ではなく，レビー小体型認知症のレム睡眠行動障害やアルツハイマー型認知症の周辺症状の可能性もあるのですが……．

とくに，レビー小体型認知症はもともとドパミンが少なくなっていますので，その上さらに抗精神病薬でドパミンが阻害されると重度の誤嚥を生じます．ほかの認知症患者さんでも抗精神病薬による誤嚥はみられますが，レビー小体型認知症では特に多くみられます．臨床ではレビー小体型認知症と気づかれずに（アルツハイマー型などに誤診されています）抗精神病薬が処方されている患者さんが散見されますので，**抗精神病薬を服用してパーキンソニズムや重度の誤嚥がみられるようになった患者さんは，レビー小体型認知症の診断がなくても，その診断に疑いを持ちつつケアにあたる必要があります．**

②吐き気止めで嚥下障害？〜制吐薬の影響

　嘔吐が生じる機序の一つは，ドパミンなどが脳の脳幹という部位に作用し，そこから嘔吐中枢へ刺激が送られるという経路です．吐き気止め（制吐薬）は，脳幹に存在するドパミンの作用部位を遮断することで，ドパミンの作用をなくして嘔吐中枢への信号を抑制します（図4）．すなわち，主な作用部位は異なりますが，制吐薬も抗精神病薬と同様にドパミンの働きを阻害する薬剤なのです．この制吐薬が脳幹だけでなく，大脳基底核のドパミンも一部阻害してしまうことにより，パーキンソニズムを引き起こし，嚥下・咳の反射を障害します[4]．

　制吐薬のなかでもメトクロプラミド（プリンペラン®）はとくに脳に作用しやすく，パーキンソニズムや嚥下・咳反射障害の副作用が出やすいために高齢者で処方されることはあまりなく（時々見かけますが……），頻度は少ないです．一方，ドンペリドン（ナウゼリン®）は脳への作用が少ないと思われており高齢者で用いられることが多いですが，臨床ではドンペリドンによる嚥下障害も散見されます．

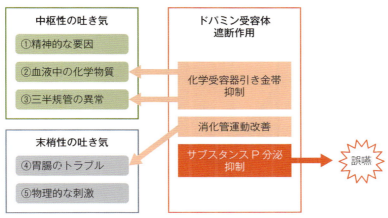

**図4｜制吐薬の作用機序**
吐き気の原因は中枢性と末梢性に分けられるが，制吐薬はドパミンを遮断することで図中の②③④に作用して吐き気を軽減させます．
ただし，大脳基底核のドパミンも一部遮断してしまうため誤嚥の原因になります．

> **column　数年前の数回の嘔吐で制吐薬！？**
>
> 　吐き気の原因となる薬剤が処方されているわけでもないのに，数年前に数回嘔吐したことがあるというだけで，制吐薬をずっと飲み続けて嚥下障害になっている高齢患者さんをたまに経験することがあります．制吐薬は，高齢者においては投薬による利点と欠点のバランスをよく考えて用いられるべき薬剤です．

③咳は止めないで！〜咳止め（鎮咳薬）の影響

　鎮咳薬は嚥下に直接作用するわけではありませんが，誤嚥との関連が深い薬剤ですのでここで取り上げます．

　鎮咳薬は脳の延髄というところにある咳中枢に作用して咳を抑える効果を有しますが，**誤嚥時の咳も抑制してしまい，その結果，顕性誤嚥であったものを不顕性誤嚥にしてしまうことがあります**（図5）．

　咳は生体の防御反応ですので，不用意に抑制するべきではありません．咳が止まらなくて睡眠が十分取れない，咳で体力を消耗してしまうという場合は服薬を考慮してもよいかもしれませんが，そのときは**「誤嚥性肺炎のリスクが上がる」ということを分かった上で服薬しましょう**．風邪をひいたときに風邪薬などとセットで処方されることがある薬剤です．嚥下障害の患者さんでは，できるかぎり服薬しないのが無難です．

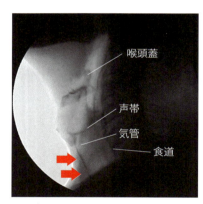

**図5｜不顕性誤嚥**
鎮咳薬を服用中の患者さんの嚥下造影検査をしたところ，液体の不顕性誤嚥（矢印）が認められました．
鎮咳薬を中止すると，少量の誤嚥に対しても咳嗽反射がみられるようになりました

## 鎮咳薬による誤嚥性肺炎 CASE STUDY

　私の担当患者さんで，脳卒中後の嚥下障害の76歳男性がおられました．嚥下内視鏡をすると液体でごく少量の誤嚥がありましたので，水分にはとろみを付けるように指示し，それでもたまにムセていましたが，肺炎や発熱の既往はほぼなく良好に経過していました．

　ところが，ある時を境に急に発熱を繰り返すようになり，痰も増えて誤嚥性肺炎を疑う所見を呈するようになりました．そこで服用薬剤を見直したところ，発熱の3日前から鎮咳薬を服用するようになっていました．聞くところによると，たまにムセてしんどいことがあると主治医に言ったら，「じゃ，薬を出しておくよ」と鎮咳薬が出されていたようです．急いで主治医に連絡し，鎮咳薬の処方時期を境に発熱を繰り返すようになっていることを報告すると，その日から鎮咳薬は中止になり，それ以来発熱や痰はみられなくなりました．鎮咳薬の恐ろしさを痛感した患者さんでした．

### ④他に注意すべき薬剤

　抗てんかん薬や筋緊張改善薬も嚥下障害の原因となっていることがあります．抗てんかん薬などは中止が難しい場合も多いですが，**「今，必要な薬剤かどうか」を今一度見直して**誤嚥・誤嚥性肺炎予防につなげてください．

### 2）嚥下機能を改善する薬剤～薬剤で嚥下治療？

　薬剤性嚥下障害をきたす薬剤がある一方で，嚥下機能の改善が期待される薬剤も報告されています．ここでは臨床で用いられている代表的な薬剤を解説します[1]．

　誤嚥せずに食事を摂取するためには，嚥下や咳の反射が良好に保たれる必要があり，前述のようにサブスタンスPやドパミンがキーになります．薬剤のなかには，サブスタンスPやドパミンの量を増やす効果を有するものがあり，それらの薬剤を服用することで，嚥下機能が改善され肺炎の発症が予防できたことが報告されています．

### ① ACE阻害薬（アンジオテンシン変換酵素阻害薬）

　ACE阻害薬は血圧を下げる効果を有していますが，それだけではなくサブスタンスPの分解を阻害する効果も有しています．咽頭のサブスタンスPは本来すぐに分解されてしまうのですが，この薬を飲むと分解されずに蓄積されて濃度が上昇することが明らかになっており，その結果，嚥下や咳の反射が改善すると考えられています．研究では，ACE阻害薬を服用することで肺炎の発症率が2年間で3分の1に低下したことが報告されています[5]＊．

＊最近になり，中枢作用性ACE阻害薬はアルツハイマー型認知症のリスクを下げるが，反対に非中枢作用性ACE阻害薬はリスクを上げるという可能性が報告されました[6]．**ACE阻害薬を高齢者に用いる時には注意が必要です．**

119

②アマンタジン

パーキンソン病の治療薬として用いられることがある薬剤です．ドパミンを絞り出すような効果を有する薬剤であり，服用するとドパミン濃度が上昇し，その結果，引き続き誘導されるサブスタンスＰの濃度が上昇することが知られています．この効果を利用して，誤嚥性肺疾患予防の効果を検討した研究では，肺炎発症率が5分の1に減少したことが報告されています[7]．

この効果は，アマンタジンだけでなく，理論的には他のドパミン濃度を上げるパーキンソン病治療薬（L-ドーパ含有製剤など）でも期待できます．

③その他

他にはシロスタゾールや半夏厚朴湯⑯（漢方製品番号）にも嚥下や咳反射を改善することで肺炎を予防する効果があると考えられています．

＊　　　　＊　　　　＊

これら嚥下機能の改善が期待される薬剤は，嚥下訓練とは異なり，服用さえできれば意思の疎通はそれほど必要としないため，認知症の患者さんに対して重要な治療オプションとなります．ただし，私の臨床経験からはシャープな効果はあまり期待できません．**「効く」と思って服薬するのではなく，患者さんや家族がそのことを十分理解した上で，「少しでもましになれば」という感覚で服薬するくらいがよいと思います．**

## 2　食行動や食欲に影響を与える薬剤（表5）

### 1）食欲を低下させる薬剤〜薬剤性食欲低下の原因となる薬剤

認知症の一症状として食欲が低下することがありますが，以下のような薬剤が処方されていると，薬剤性の食欲低下も合併させてしまいます[8]．認知症による食欲低下はなかなか根本解決ができませんが，薬剤性の食欲低下は原因薬剤を止めれば改善します．改善可能な食

表5｜食行動や食欲に影響を与える薬剤

| 食欲を低下させる薬剤 | 食欲を増進させる薬剤 |
| --- | --- |
| ジギタリス製剤 | 六君子湯㊸ |
| テオフィリン薬 | 補中益気湯㊶ |
| メマンチン | 加味帰脾湯⑬ |
| プレガバリン | 十全大補湯㊽ |
| 睡眠薬（抗不安薬） | 人参養栄湯⑩ |
| ビスホスホネート | シプロヘプタジン |
| 抗認知症薬 | レボドパ合剤 |
| 鉄剤 | 抗認知症薬 |
| 経口糖尿病薬 | クエチアピン |
| | モサプリド |
| | 抗うつ薬 |

欲低下を見逃してはいけません．

　ここでは高齢者に処方される頻度が比較的高く，臨床でよく遭遇する食欲低下をきたす薬剤について解説します．

### ①ジギタリス製剤

　心不全などに対して用いられる薬剤ですが，投与量のコントロールが難しく，その患者さんにとって多めに投与してしまうと，効果はもとより中毒症状（食欲低下）を生じやすいのが特徴です（図6）[9]．ジギタリス製剤は腎臓によって排出されるため，腎機能が低下した高齢者ではとくに注意が必要です．また，高齢者では「これまで問題がなかった」場合でも，腎機能低下や併用薬剤の変更（カリウム排泄型利尿薬，カルシウム剤など），体重減少などの変化により中毒症状を呈することがあります．

### ②テオフィリン薬

　喘息に対して用いられる気管支を広げる薬ですが，ドパミン神経を活性化することで嚥下反射を改善する効果もあると報告されています．しかしながら，この薬剤も投与量の調整が難しく，量が多くなると食欲低下などの中毒症状を引き起こします．臨床的には嚥下反射を改善するよりも，食欲低下の副作用の方が多い印象です．**テオフィリン服用症例で食欲低下が認められた場合には，処方内容の見直しが必須です．**

### ③メマンチン（メマリー®）

　アルツハイマー型認知症の治療薬として2011年に発売され，最近処方される患者さんが増えています．抑制系の抗認知症薬のため副作用としてめまいや傾眠があり，そのために食欲が低下することがあります．**とくに，認知症終末期で効果があまり期待できなくなってきたときの処方の必要性は十分考慮されなければなりません．**

### ④プレガバリン（リリカ®）

　神経障害性疼痛に対して用いられる薬剤であり，高齢者でも処方されることがあります．日本では2010年に発売された比較的新しい薬で食欲に関する副作用の報告は少ないですが，

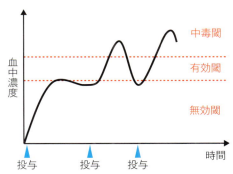

**図6｜薬剤の血中濃度の概念図**
有効閾が狭い薬剤は，血中濃度を有効閾に保つことが難しく，中毒症状を呈しやすいという特徴があります．

高齢者では傾眠や意識消失がみられることがあり，結果として食欲が低下することがあります[*]．本薬剤は代用となるものが少ないため投与せざるを得ない場合もありますが，漫然と投与されることがないように心がけましょう．

> [*] プレガバリンは海外では抗てんかん薬としても用いられることがあり，中枢に対しても効果が及ぶ強い薬剤です．

⑤睡眠薬（抗不安薬）

前述のように，ベンゾジアゼピン系の薬剤は筋弛緩作用があり，誤嚥のリスクを高めることが知られていますが，食欲低下にも関連することがあります．

睡眠薬投与時の注意点は，翌朝への持ち越し効果です．加えて，高齢者は薬物を代謝する機能が低下しており，作用も思いのほか強く出ることがあります．したがって，**朝食を食べない，朝食を食べるのに時間がかかる，などの症状があったときは，用量や薬剤の見直しを行いましょう．**

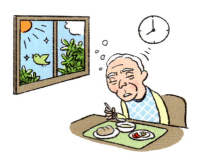

朝の食事に問題がある時は，前日に服用した睡眠薬の「持ち越し効果」を疑いましょう．

### 加齢などによる持ち越し効果の出現　CASE STUDY

私の担当の患者さんでもフルニトラゼパム（p.114参照）を飲んでいて，朝ごはんのときが調子悪く，食事が進まないという症状が出ていた方がおられました．その患者さんは，フルニトラゼパムを以前から飲まれており，これまでは症状がなかったとのことでしたが，加齢や体重減少，アルブミン値の低下などが相まって「持ち越し効果」が出てきたようで，休薬すると症状は改善しました．同じ薬を同じ量飲み続けていても，加齢や体調の変化により薬剤有害事象が発現することがあります．処方変更がないにもかかわらず新たな症状が出たときは，これまで飲んでいた薬剤の見直しも必要です．

新しいタイプの睡眠薬としてラメルテオンやスボレキサントなどがありますが，私の経験では，これら薬剤に起因して食欲が低下している患者さんに遭遇したことはありません．

⑥その他

ビスホスホネート製剤は骨粗鬆症に対して使用される薬剤で，副作用としては顎骨壊死が

有名ですが，上部消化管の不快症状のために食欲が低下することがあります．服薬方法は「空腹時に大量の水分で飲む」というのが基本ですが，高齢者では消化管運動が低下していることがあり，また大量の水で服用することが困難なために食道や胃で停滞して不快感などをきたしやすい薬剤です．**準寝たきり状態になって骨折のリスクが低くなったときは，中止を検討しましょう．**

　抗認知症薬のコリンエステラーゼ阻害薬は，活気が出て食欲増進に働くこともありますが，反対に副作用による吐き気のために食欲低下の原因にもなります．症状は投薬開始時や増量時に出やすいので，意思疎通ができない高齢者においては常に副作用を気にかけておくべきです．

　抗てんかん薬も傾眠による食欲低下を招くことがあります．ただし，抗てんかん薬は臨床の反応をみながら種類や用量が決められていることがほとんどであり，休薬や変更が難しいのが実情です．

　その他，高齢者で処方が多く食欲低下の原因となりやすいものは鉄剤*，経口糖尿病薬などが知られています．

> ＊鉄剤による食欲低下は比較的多い印象です．

## 2）食欲を増進させる薬剤

　使用する時は副作用に十分注意する必要がありますが，以下の薬剤が認知症高齢者の食欲低下に効果があることが知られています[8]．

### ①漢方薬

　六君子湯㊸（リックンシトウ）は胃食道逆流にも効果することがあり比較的広く用いられている漢方薬ですが，食欲増進にも効果があることが知られています[10]．もともとはがんや小児患者に対しての報告が多かった薬剤ですが，認知症高齢者においても有効な場合があり，「食べない」という症状があるときの第一選択の漢方薬としてよく使用されます．

　補中益気湯㊶（ホチュウエッキトウ）は明確に有効性を示す報告はありませんが，臨床的には有用性が認められています．元気がなく，低栄養になっている高齢者に効くといわれています．

　その他，環境の変化などのストレスで食事が進まなくなった場合には加味帰脾湯⑬⑦（カミキヒトウ），がんなどの術後の食欲低下には十全大補湯㊽（ジュウゼンタイホトウ），疾患などで体力が低下している場合には人参養栄湯⑩⑧（ニンジンヨウエイトウ）などが用いられ，食欲改善に効果することがあります．

### ②シプロヘプタジン（ペリアクチン®）

　本来は第一世代の抗アレルギー薬であり，主たる効能に食欲増進効果は記載されていませんが，臨床的には食欲低下を改善する効果が期待できます．ペリアクチン®以外の第一世代の抗アレルギー薬も同様に，食欲亢進につながる可能性はあります．

　ただし，第一世代抗アレルギー薬は抗ヒスタミン作用のために傾眠をきたしやすく，同時に抗コリン作用も有するため，高齢者では認知機能の低下や活動性の低下，口腔乾燥などに注意して用いなければなりません．

### ③レボドパ合剤

　アルツハイマー型認知症においても終末期に近づくと，筋肉が固く動かなくなるといったパーキンソニズムを呈するため著しく活動性が低下し，食事が進まなくなることがあります．そういう状態の時に「少し元気になって食が進む」効果を期待して投与されるのがレボドパです．投与量は少量（レボドパ量で1日100〜300mg）でよく，同じ効果を期待してアマンタジン（シンメトレル®）が処方されることもあります．これらの薬剤は，ドパミン系を補うことで嚥下反射や咳嗽反射の改善も期待できます．

### ④抗認知症薬（コリンエステラーゼ阻害薬）

　アルツハイマー型認知症の進行抑制を期待して広く用いられている薬剤です．周知のように興奮系の薬剤のため，アルツハイマー型認知症の無気力・無関心などの陰性症状を改善する効果がありますが，この陰性症状の一つに食欲低下があり，服薬により食欲が改善することがあります．コリンエステラーゼ阻害薬はいくつか種類があり，すべて食欲を改善する可能性がありますが，なかでもリバスチグミン（リバスタッチ®など）は他の薬剤よりも食欲増進効果が期待できるといわれています[11]．ただし，矛盾するようですが，コリンエステラーゼ阻害薬は，吐き気や食欲低下の原因になることもありますので，処方前後の経過をしっかりとみておく必要があります．

### ⑤その他

　抗精神病薬のスルピリド（ドグマチール®など），クエチアピン（セロクエル®）にも食欲増進効果があることが知られています．少量であれば効果する場合もありますが，高齢者ではドパミン遮断効果によるパーキンソニズムや嚥下機能の悪化の恐れがあるため，投与には慎重にならなければなりません．

　そのほか抗菌薬のエリスロマイシンや胃腸機能調整薬のモサプリド，ステロイド〔ヒドロコルチゾン（コートリル®）など〕，抗うつ薬（SSRIやミルタザピン）も高齢者の「食べない」という症状に有効な場合があります．

＊　　　　＊　　　　＊

　食欲を改善する薬剤も嚥下機能を改善する薬剤と同様，シャープに効くわけではなく，患者さんによって効く場合もあれば効かない場合もあります．そのことを患者さんや家族に十分説明し，理解が得られてから使用するようにしましょう．

＊　　　　＊　　　　＊

　「薬剤は医師が処方するものだから自分には関係ない」という方もおられるかもしれません．でも，薬剤を処方するのは医師かもしれませんが，その食に関する主作用・副作用を観察できるのは現場の医療・介護職です．ぜひ食に関わる薬剤の知識を自分のものにして，ケアにあたってください．

## 参考文献

1) 深津ひかり. 嚥下機能を低下・改善させる薬剤. 月刊薬事. 59 (9), 2017, 1806-10.
2) 藤井久彌子ほか. 高齢者の薬物療法の問題点：精神科領域疾患. 臨床薬理. 39, 2008, 18-24.
3) 杉下周平ほか. 非定型抗精神病薬が嚥下機能に与える影響. 日本摂食嚥下リハビリテーション学会誌. 18, 2014, 249-56.
4) 武井大輔ほか. 嘔気・嘔吐の薬物療法. 日本緩和医療薬学雑誌. 2, 2009, 111-7.
5) Sekizawa, K. et al. ACE inhibitors and pneumonia. Lancet. 352, 1998, 1069.
6) Sink, KM. et al. Angiotensin-converting enzyme inhibitors and cognitive decline in older adults with hypertension: results from the Cardiovascular Health Study. Arch Intern Med. 169 (13), 2009, 1195-202.
7) Nakagawa, T. et al. Amantadine and pneumonia. Lancet. 353, 1999, 1157.
8) 野原幹司. 食欲を低下・改善させる薬剤. 月刊薬事. 59 (9), 2017, 1801-5.
9) Misiaszek, B. et al. Digoxin prescribing for heart failure in elderly residents of long-term care facilities. Can J Cardiol. 21, 2005, 281-6.
10) Arai, M. et al. Rikkunshito improves the symptoms in patients with functional dyspepsia, accompanied by an increase in the level of plasma ghrelin. Hepatogastroenterology. 59, 2012, 62-6.
11) Uwano, C. et al. Rivastigmine dermal patch solves eating problems in an individual with advanced Alzheimer's disease. JAGS. 60, 2012, 1979-80.

第**5**部

# 終末期の対応

## 1 認知症の終末期

### 1）認知症の進行

認知症の原因となる疾患はさまざまですが，そのほとんどは進行性であり，徐々に認知機能が衰えていきます．進行していくと認知機能だけでなく身体機能も障害され，日常的な動作も困難になり自発的な運動も乏しくなっていきます．現代の医療では，その進行をくい止めることはできません．最終的には寝たきりになって快・不快の表現さえも難しくなり，いわゆる「終末期（人生の最終段階）」を迎えます．

### 2）終末期とは

終末期という言葉は，どこかで聞いたことがあると思いますが，定義はなかなか難しく，日本老年医学会が示す「病状が不可逆的かつ進行性で，その時代に可能な限りの治療によっても病状の好転や進行の阻止が期待できなくなり，近い将来の死が不可避となった状態」というのが最もイメージに近いと思います．

家族にとっては「終末期」と言われてもピンとこないことが多く，終末期の患者さんを前にして，家族から「よくなる薬はないのか？」「入院した方がよいのでは？」という話がでることもあります．でも，**いろいろと医学的に手を尽くしても改善しないからこそ「終末期」と判断されます**．

### 3）ケアの視点で

本書では原因疾患ごとにいろいろな特徴や食支援の方法を説明してきましたが，**終末期になると疾患ごとの特徴は徐々に薄れてきます** [1]．すべての認知症において，外部からの刺激に対するレスポンスが少なくなり，寝たきりとなります．嚥下に関しては，食べ物を口に受けつけなくなったり，口にためたまま飲みこまなくなったり，誤嚥の頻度が高くなったりといった症状がでてきます．終末期の認知症患者さんに誤嚥なく経口摂取してもらうことは不可能です．

終末期とは，生命活動を終えようと心身の機能が徐々に低下していく段階です．認知症の食支援は「キュアよりもケア」と述べてきましたが，**終末期はことさらにケアの視点が重要となってきます**．

## 2 終末期の食支援

終末期において，患者さんや家族らは，さまざまな苦しみや葛藤を乗り越え死を受容していきます [2]（認知症の場合はほぼ家族だけになりますが）．そんな状態のなか，「口から食べ

たい（食べさせたい）」というニーズは最期まで存在することが少なくありません．「食べる」ということで「生（せい）」を確認するのでしょうか．終末期だからこそ「食べる」というニーズが増大するのかもしれません[3]．

　終末期は不可逆であり，死を間近に控えた段階です．その大きな流れを止めることはできません．しかし，数週間でも機能が維持できたり，数日間でも口から食べたりすることが続けられたならば，その「抗い」は残された時間が限られている終末期という特殊な状況においても，たとえ一時的であっても患者さんや家族にとって非常に大きな意味をもつと思います．

　認知症の終末期は意思疎通が不可能になり，かつさまざまな身体・精神症状をきたすため，他の疾患とは異なる特徴があります．認知症の終末期の食支援の特徴を理解するために，ここでは他の疾患を含めた終末期の流れを簡単に解説します[4]（図1）．

## 1） がん患者さんの終末期の食支援

　口や咽喉のがんなど，嚥下障害の原因となりうるがんの場合を除くと，患者さんは亡くなる数日前まで誤嚥のリスクなく経口摂取ができる場合がほとんどです．死の2～3週間前までは痛み以外の症状の出現頻度は低く，ADL（日常生活動作）も比較的保たれます．その後，徐々に口から食べる量が低下し，亡くなる1週間前ごろから急激に食事を受けつけなくなります．

　脳への転移や呼吸状態の著しい悪化，薬による鎮静等で意識レベルが低下していなければ，患者さん自身が経口摂取の意思をはっきりと伝えることができます．当たり前ですが栄養摂取としての食事は不要な段階です．「食べたいときに，食べたい物を食べる」が基本となります．

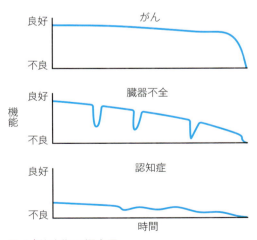

**図1｜終末期の概念図**
がん：機能は比較的最期まで保たれます．
臓器不全：増悪を繰り返しながら最期を迎えます．
認知症：徐々に機能低下を生じ，長い終末期を経て死に至ります．

## 2） 肺・心臓・腎臓・肝臓疾患などの患者さんの終末期の食支援

慢性閉塞性肺疾患（COPD）や間質性肺炎，心不全，腎不全などは，急に悪くなっては回復してという発作を繰り返しながら終末期に向かい，最期は不可逆な発作を生じて亡くなります．最期の発作まで意思疎通はある程度可能であり，誤嚥のリスクも高くありませんが，各臓器の機能低下によって口から食べること自体が苦痛となります．静脈栄養や経管栄養を行うかどうかで多少の予後のばらつきはありますが，やはり基本は「食べたいときに，食べたい物を食べる」です．

## 3） 認知症患者さんの終末期の食支援

がんや臓器疾患の終末期と比べると，認知症患者さんの食支援はちょっと複雑です（認知症だけでなく他の神経変性疾患も同様です）．その理由としては，①誤嚥のリスクが高い，②本人の意思決定の確認が困難，③終末期の経過が長いという点があげられます．

### ①誤嚥のリスクが高い

認知症の高齢者では終末期が近づいてくると，重度の嚥下障害・誤嚥がみられるようになります．これは誤嚥が多いレビー小体型認知症に限らず，終末期ではほぼすべての認知症患者さんでみられるようになる症状です．したがって，経口摂取をするかどうかが誤嚥性肺炎の発症，ひいては生命予後に直接関係することになります．そのため経口摂取をいつまで続けるか，どの程度の量の摂取であれば大丈夫なのかの判断が難しくなります．**誤嚥性肺炎を生じないギリギリの範囲で経口摂取を継続することが理想**ですが，このギリギリのラインを見極めるのは口で言うほど簡単なことではありません．

誤嚥リスクを回避するために，水分・栄養摂取をすべて経管や点滴で行うことも一つの方法になります．その導入に関しては予後も含めて極めて慎重になる必要がありますが，**医療・介護職が思う治療方針に患者さんや家族を誘導してはなりません**．十分に説明を受けた上で患者さんや家族が選択した方針を真摯にサポートするのが，医療・介護職の務めだと思います．

### ②本人の意思決定の確認が困難

認知症の終末期になると，ほぼすべての患者さんで意思疎通が困難になります．食べたいのか，食べたくないのかが判断できず，経口摂取をすること自体が苦痛なのでは？と思えるような患者さんもよく見かけます．現在の医療技術では，その意思を客観的に判断する術はありません．

日本老年医学会は高齢者の水分・栄養補給法に対して「高齢者ケアの意思決定プロセスに関するガイドライン〜人工的水分・栄養補給の導入を中心として」を発表しており[5]，意思疎通ができない患者さんにおいて非常に参考となります．しかしながら，そのなかでは「適切に嚥下機能を評価したか」「できる限りの食支援を行ったか」については記載があるもの

のやや弱く，サブタイトルにあるように人工的な補給方法の導入・継続の判断に重きが置かれています．将来的にはサブタイトルとして「食支援の継続を中心として」と冠されたガイドラインが発表されることが望まれます．

　私が診ている意思疎通が困難な患者さんでは，例外もありますが，基本的には家族の希望を最大限に叶えるようにしています．**家族が「食べさせたい」と思っているのであれば，多少の誤嚥があろうとも，できる限り経口摂取を許可します．**「最期まで口から食べていた」という事実は，亡くなっていく患者さん本人には認識できないことであっても，残された家族にとっては非常に大きなことだと思うからです．亡くなる直前まで経口摂取していた患者さんの家族からは，死を迎えた悲しみの中に「最期まで患者さんに向き合えた」という達成感さえ感じられることがあります．

③終末期の経過が長い

　認知症は徐々に進行していく疾患であるため，終末期が長く，「亡くなる直前」なのか「まだ当分亡くならない」のかを見極めることが難しくなります．「亡くなる直前」であればQOLを重視して「誤嚥のリスクがあっても食べていただく」という方針が選択肢に上がりますが，「まだ当分亡くならない」のであれば生命予後を重視して，肺炎を回避するために経口摂取を制限するというのも一つの方針になります．このように，認知症患者さんの終末期が長いことも食支援を難しくしている大きな一因です．

---

### 3　認知症終末期における経口摂取の重要性

#### 1）終末期という特殊性

　認知症の終末期の食支援はいろいろな要素が絡み合うため非常に難しく，判断に迷うことが多々あります．しかし，胃瘻などの経管栄養をしているかどうかにかかわらず（胃瘻の是非については他書で十分議論されていますので本書では触れません），経口摂取を継続することにはさまざまな利点があります．まったく嚥下できない場合や多量に誤嚥する場合でなければ，多少の誤嚥があっても口から食べ続けることが可能です．もちろん，経口摂取することで肺炎や発熱のリスクが上がらないわけではありませんが，食べなくても唾液を飲んでいる時点で唾液による肺炎や発熱のリスクがあります．

　嚥下機能の低下や誤嚥という症状だけで判断するのではなく，終末期という特殊性を踏まえた上で，患者さんの経過や家族の思いまで含めて経口摂取の可否を判断する必要があります．そこまでして経口摂取を継続する利点は十分あるのです．

## 2）認知症終末期に経口摂取を行う意義

### ①口腔・咽頭のケア

まったく経口摂取しなくなると，口腔や咽頭を唾液以外のものが通らなくなり，口や咽頭の動きも少なくなるため，痰や剥離した粘膜上皮が固まって不潔になることがあります（図2）．舌苔※が増えやすくなり，口臭が悪化することもあります．これらは口腔ケアである程度の改善が期待できますが，咽頭はケアの手が届かず，できる対応としては吸引ぐらいです．しかし，吸引は苦痛を伴うことも多く，すべての咽頭の汚れを除去することは困難です．**少量であっても経口摂取を行うことで，口腔や咽頭がきれいになり，口腔ケアも効率よくできるようになります**（図3）．

※古くなった上皮と細菌が舌に張りついたもの．

### ②QOLの維持

終末期の患者さんに直接聞くことは不可能ですが，やはり口から食べるということは患者

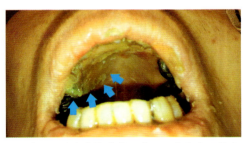

**図2｜認知症終末期患者さんで見られた不潔な口腔**

終末期は口腔を動かすことも少なくなるため自浄性が低下します．ケアが行き届かないと，すぐに痰や剥離上皮（矢印）が口腔内に溜まります．

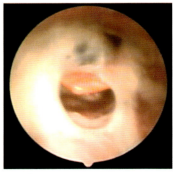 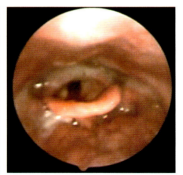

**図3｜認知症終末期の胃瘻患者さんの咽頭**

左：経口摂取なし．多量の痰が咽頭に張り付いており経口摂取は不可能でした．痰を吸引除去したところゼリー少量は経口摂取可能でした．

右：経口摂取再開後．1日3回のゼリー摂取を開始して1週間後の所見です．少量の痰はありますが吸引を要することもなく，経口摂取の継続が可能でした．

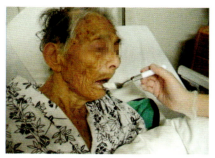

図4 アルツハイマー型認知症の終末期（亡くなる1週間前）の患者さん

経口摂取量も少なくなり，時々ムセも見られるようになりました．会話もなく表情から感情を読み取ることもできません．しかし，家族がペースト食を口に入れると，自分で送り込んで飲みこみます．

さん自身の満足感につながりQOLの向上にもつながるでしょう．**「一口も食べられない」と「一口食べられる」というのは，量の差はあまりありませんが患者さんや家族の気持ちとしては大きな違い**であり，胃瘻があるから・誤嚥しているからといって安易に経口摂取を全面禁止にするのは避けられるべきです．もちろん経口摂取に激しい拒否がある場合には，無理して食べていただく必要はありません．

③コミュニケーション

　家族にとって，「口から食べてもらえる」ということは気持ちが満たされるものです．会話ができなくなり自発的な動作が少なくなった患者さんでも，「口から食べる」というのは最後まで残ることが多い行動です．認知症が進行して問いかけにまったく反応しない患者さんでも，家族が患者さんの「口に食べ物を入れる」，その行為に対して患者さんが「口を動かして飲みこむ」という行為で応えてくれます（図4）．この応答は**言葉ではない食べ物を介した双方向のコミュニケーションです．この食を介したインプットとアウトプットは最期まで残るコミュニケーション**となります．

## 4　認知症終末期の誤嚥の考え方～ケアの視点から

　認知症の進行に伴い嚥下障害が悪化した患者さんを目の前にして「何とか改善できないか」と考え，種々の方法を試みることは医療・介護職として必須のマインドだと思います．私もさまざまなケアを考え，手を尽くし，誤嚥性肺炎や低栄養をできる限り遠ざけようと努力します．しかしながら終末期になると，どうやっても避けられない誤嚥，さまざまな食支援を行っても避けられない低栄養はあります．

　では，終末期の嚥下障害は改善できないから医療・介護職は無力か，というとそうではありません．改善・維持するだけが医療・介護ではなく，**終末期から死へソフトランディング**

できるように患者さんや家族を支えるのも医療・介護職の重要な役割です.

## 1）「肺炎にさせない」ではなく「肺炎を予知する」

慢性期では「誤嚥させない」ではなく「誤嚥しても肺炎にならないように」でしたが，終末期ではどれだけ呼吸理学療法や口腔ケアを駆使しても，防げない誤嚥性肺炎がでてきます．現代の医学では認知症における脳の萎縮を止めることはできず，それに伴う嚥下障害に起因する誤嚥性肺炎は，ある程度は防止できこそすれ完全に回避することは不可能です．そこで**重要なのは「誤嚥性肺炎のリスクが高い」ということを判断し，家族に事前に説明しておくことです.**

肺炎予備軍であるということを家族が知ることで，肺炎の初期症状に気づき，早期の対応が可能となります．何より家族が肺炎に対する心の準備があると，パニックにならずに主治医への連絡や入院ができるようになります．最も家族が混乱するのは予期せぬ肺炎です.

誤嚥性肺炎のリスクが高いことを説明しておくと，食事誤嚥を回避するための胃瘻に対して家族が冷静に考えられるという利点もあります．予期せぬ肺炎で入院となり突然病院で胃瘻の話をされても，ただでさえ肺炎でパニックになっている家族が冷静に胃瘻の要否を判断することは困難です.

肺炎予備軍と判断された時点から胃瘻の利点・欠点について十分話し合い，実際に肺炎になる前に胃瘻要否の方針決定のステージに家族を上げて一緒に考えておくことが，医療・介護職ができる大切な終末期のケアです.

---

## 治せなかった患者さん　　　　CASE STUDY

私が「肺炎を予知する」ということの大事さを感じた思い出の患者さんがいます．それは私が病院での臨床経験を5年くらい積み，どんな嚥下障害にもある程度対応できると思っていた（むしろ「思い込んでいた」）ころのことでした.

アルツハイマー型認知症と脳卒中が病名についた90歳女性の訪問診療の依頼がありました．意思疎通は難しく，座位は何とかとれるという寝たきりに近い状態であり，「最近ムセが増えた」というのが主訴でした．初診に伺い嚥下内視鏡をしたところ，水分のみを誤嚥するという状態でしたので，私は（得意げに？）「水分にはとろみをつけましょう」という指導を家族にして，フォローを続けていくことになりました.

とろみを付与したところ食事時のムセは減り，食事の摂取量も安定したということで家族もたいへん喜んでくれていたのですが，その状態は長くは続きませんでした．1年ほど経過すると，病態の進行に伴いとろみを付与してもムセるようになったのです．私は何とか誤嚥をなくそうと躍起になって，とろみの濃さを調整したり，食事時の姿勢を工夫したりいろいろと対応したのですが，どんなに工夫をしても誤嚥をなく

すことができませんでした．どんな嚥下障害でも対応できると思っていた私は鼻を折られた気持ちになり，「どうやっても誤嚥してしまいます．申し訳ありません」と話すことしかできず無力感を感じつつ患者さん宅をあとにしました．

その患者さんのことは，ずっと気になっていたのですが，数カ月経過したのちに家族から病院に電話がありました．その電話はスタッフが受けたのですが，内容を要約すると「誤嚥性肺炎で入院しました」ということでした．私は非常に申し訳ない気持ちで，かつ情けなさもあり，「誤嚥を治せなかったからもう再診希望はないかもな……」と思っていたところ，また家族から電話がありました．「退院したのでまた診に来てください」と言うのです．

正直，訪問に伺うのは乗り気ではなかったのですが，気持ちを立て直して再診に行ったところ，家族から「ありがとうございました」という予想とは違った一言をかけられました．こちらとしては「何で診てもらっていたのに肺炎になったんだ！」という文句の一つも覚悟していったのですが，誤嚥を治せなかったのに，肺炎になったのに，「ありがとう」と言われたのは非常に違和感がありました．そこで理由を伺うと「『誤嚥している』ということを先生から聞いていたので，熱が出たときに『肺炎かも？』と焦らずすぐに対応できました」という返答がありました．

この時，医療者として治せていない症状に対して感謝の言葉を言われて，ちょっと頭を打たれる気持ちがしたのを覚えています．そこで私が感じたのは「誤嚥を治せなくても医療者としてできることがあるのかも？」という学びでした．

話は続きます．患者さんはその後も嚥下機能が徐々に低下し，最終的には肺炎を繰り返して「誤嚥性肺炎」で亡くなりました．この時も，自分が最も予防すべき疾患で亡くなられたと聞き，さすがに落ち込んでいたのですが，ある時家族と会う機会があったので話をしていたところ，また「ありがとうございました」と言われたのです．その理由は「誤嚥していることも，肺炎になることも，すべて説明を受けていたので分かっていました．分かったうえで胃瘻にすることなく，誤嚥しながらでも最期まで口から食べて亡くなることができました．すべて家族が納得して，家族が選んだ方針で見送ることができました．家族を方針決定のステージに上げてもらえたことがうれしかったです．ありがとうございました」とのことでした．

この経験は，間違いなく私の臨床医としての礎となっています．

## 2）死を直前に迎えて～看取りを見据えたアプローチ

認知症終末期の患者さんは，少量の誤嚥でも誤嚥性肺炎になりやすく，一度肺炎になると繰り返す場合も多々あります．そして，その肺炎は生命予後にも大きく関わってきます．そのため肺炎予防の観点から，嚥下の検査などで誤嚥が認められた場合には経口摂取が禁止さ

135

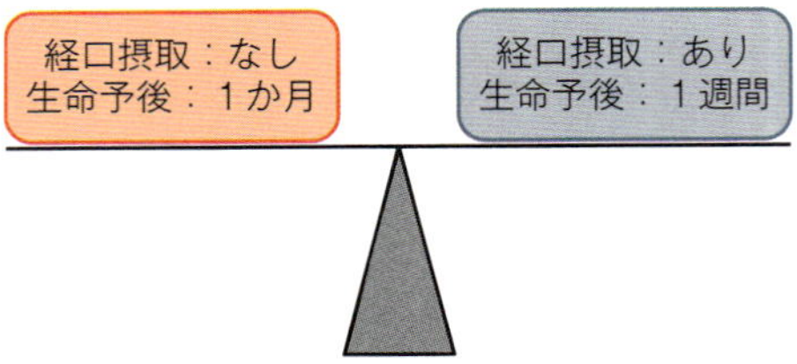

| 経口摂取：なし<br>生命予後：1か月 | 経口摂取：あり<br>生命予後：1週間 |

**図 5 | 終末期における選択**
「どちらが正解」というのではありません．悩み相談しなが
ら決めるというプロセスに意義があります．

れることもあります（これが意外と多いのです）．

　脳卒中回復期の患者さんや大きな手術を受けた後の患者さんなどであれば，「今」誤嚥し
ていて経口摂取が禁止となっても，「今後」回復するにつれて食べられるようになる可能性
があります．でも，**認知症終末期の患者さんは，「今」誤嚥していたからといって経口摂取
が禁止になると，「もう二度と」食べられない可能性が高いのです**．今よりも機能がよくな
ることは，ほぼないのですから，食をサポートする時は「終末期」という特殊性を忘れては
なりません．

　死期が近づいている患者さんをフォローしていると，たまに家族から「こんな状態で口か
ら食べさせて大丈夫ですか？」と聞かれることがあります．その時の私の答えは「食べさせ
なくても大丈夫ではない」です．もちろん，口に出して言うかどうかは場合によりけりです
が，死期が迫っているという特殊性を考慮すると，例えば「肺炎のリスクを考えて経口摂取
せずに1カ月生きる」だけでなく「肺炎のリスクを考えた上で経口摂取して1週間生きる」
というのも選択肢の一つになります（図5）．後者を選択した場合は生命予後が約3週間短
くなりますが，1カ月と1週間のどちらかが絶対的に正しいというものではないと思います．
どちらが患者さんの最期として相応しいかを，患者さんや家族と医療・介護職が悩み相談し
ながら決めるという，そのプロセスが存在することに意義があるのではないでしょうか．

## 3）Value based medicine（価値に基づく医療）を

　これまでの医学研究は疾患予防や生命予後をアウトカム（結果あるいは成果）にするもの
がほとんどであり，ある薬を飲んだら心疾患が予防できた，ある指導を行ったら長生きでき
た，というエビデンスが多く蓄積されてきました．このエビデンスに基づいて行われる医療
を EBM（evidence based medicine）といい，臨床の場でも広まってきました．

　しかし，認知症の終末期においては，疾患の予防や生命予後の延長などは相対的に価値が
下がります．終末期という特殊な状況では，もはや疾患予防や寿命の延長の意味は限りなく
小さくなるでしょう．生活が制限されれば少しは寿命が延びるかもしれませんが，患者さん
や家族にとっては寿命が延びるよりも，もっとしたい・してあげたいことがある場合もあり
ます．少しでも口から食べ続けること・胃瘻にならないこと・肺炎になったとしても入院せ

ずに在宅で家族と過ごすことの方が，寿命が長くなるよりも価値があることかもしれません．このように患者さんによって異なる「価値」にもとづいた医療を VBM（value based medicine）といいます[6]．この価値はマニュアルやフローチャートなどで決まるものではなく，患者さんや家族と話をしつつ決まっていくものです．

そうは言っても患者さんが大事にしている「価値」に気づくのは非常に難しく，またその「価値」を実現するにはさまざまなものが一長一短の関係で存在します．実践するのは難しいですが，この **VBM の実践こそが認知症終末期患者さんにとって必要な医療**であり，終末期に携わる医療・介護職にとっての醍醐味かもしれません．

## 5　さいごに～終末期の食支援

### 1）Dr. Osler の言葉

「肺炎は高齢者の友」という 19 世紀の有名な内科医 Williams Osler の言葉があります．この言葉は「高齢者にとって肺炎は非常に身近な疾患である」「高齢者は頻回に肺炎になる」ということを示唆していると解釈されることが多いようです．確かに，認知症高齢者の多くは終末期になると肺炎になり，その肺炎のほとんどは繰り返されます．しかし，本当の解釈は違ったところにあるという説があります．

もともとは Osler も「高齢者はよく肺炎になるなぁ」と思って，この言葉を記したのかもしれませんが，晩年は「肺炎は痛みなどを伴わず，他の苦痛な症状から高齢者を遠ざけてくれる．まるで高齢者にとっては，敵というより安らかな死へと誘う友人のようである」という意味を込めて「肺炎は高齢者の友」と述べています．

### 2）認知症終末期の肺炎

肺炎は多くの高齢者の死因になります．現在の医療にとっては「患者さんを死なせない」ことがアウトカムになることが多いため，肺炎は医療・介護職にとっても，一般の方にとっても「予防しなければならないもの」「治さなければならないもの」という認識かも知れません．

でも，認知症終末期の肺炎はどうでしょうか？　終末期という特殊な状況下では，「その患者さんの『価値に基づいて』最善を尽くした」という前提があれば，「予防すべき・治すべきもの」ではなく「受け入れるべきゴール」になりうると思います．私自身，日々の臨床として認知症高齢者の食支援に尽力していますが，肺炎はゴールまで伴走してくれる高齢者の友という Osler の言葉を思い出しながら，患者さんのゴールを見届けています．もちろん，できるかぎり口から食事をとってもらいながらのゴールです．

## 3) 終末期を彩る食支援

死というゴールを目前とした人生の最終段階である終末期に彩りを添えられるのは「食」だと思います．最終段階において，もはや「食」は栄養摂取の手段ではなくコミュニケーションであり，残される家族にとっては別れの儀式にもなりうるかもしれません．

この最期に残されたコミュニケーションを，「医療・介護職の安心のため」という知識不足や怠慢で奪ってはなりません．少しでも「患者さんが食べたい」「家族が食べさせたい」というのであれば，最善の知識と技術を駆使して，そして覚悟を持って，その思いを叶えられるよう努める義務が医療・介護職にはあるのです．

本書がその彩りの一助となることを望みます．

### 参考文献

1) 野原幹司. 認知症に対する摂食・嚥下リハビリテーション. MB Med Reha. 136, 2011, 63-7.
2) E・キューブラー・ロス. 死ぬ瞬間－死とその過程について. 初版. 鈴木晶訳. 東京, 中央公論新社, 2001, 27-66.
3) 辻幸美ほか. グループホームで終末期を迎えた認知症高齢者の食事に関する家族の満足度と影響要因. 日本認知症ケア学会誌. 14 (4), 2016, 792-804.
4) Lynn, J. Perspective on care at the close of life. Serving patients who may die soon and their families: the role of hospice and other services. JAMA. 285 (7), 2001, 925-32.
5) 日本老年医学会. 高齢者ケアの意思決定プロセスに関するガイドライン：人工的水分・栄養補給の導入を中心として. 日本老年医学会雑誌. 49, 2012, 633-45.
6) 尾藤誠司. 医療の多様性と"価値に基づく医療". 日本内科学会雑誌. 103, 2014, 2829-34.

# 索引

## ●欧文

ACE 阻害薬　119
ALS　79
COPD　89
CT 画像　59, 70
MRI 画像　64
SNRI　114
SSRI　114
value based medicine　136
Z 薬　114

## ●あ

味つけ　94
アマンタジン　120
アルツハイマー型認知症　16
　　——の経口摂取機能の推移
　　　35
　　——の周辺症状　20
　　——の中核症状　17
アルブミン　106
アンジオテンシン変換酵素阻
　　害薬　119

## ●い

易刺激性　74
異食　21
胃食道逆流　100
易怒性　73
胃の拡張　102
胃瘻　103
　　——要否の方針決定　134

## ●う

うつ症状　46, 53

## ●え

栄養改善　104
栄養剤　31, 106

栄養補助食品　106
エピソード記憶　17
嚥下機能
　　——を改善する薬剤　112,
　　　119
　　——を低下させる薬剤
　　　112
嚥下障害の具体的な症状　3
嚥下造影検査　53
嚥下リハ　2
延髄　60

## ●お

オウム返し　72
オン・オフ状態　47

## ●か

介護への抵抗　21
灰白質　64
化学性肺炎　90
過食　21
仮性球麻痺　61
家族の思い　7
価値に基づく医療　136
寡動　42
カトラリーの使い方が分から
　　ない　23
咬み合わせ　98
感情失禁　66
感情の鈍化　72
漢方薬　123

## ●き

記憶障害　17
気管圧迫法　109
気管支の走行　108
義歯　98
偽性球麻痺　60

機能に合わせた食事内容　95
気分の落ちこみ　20
逆流　100
　　——性の誤嚥性肺炎　101
　　——のリスク因子　102
キュアからケアへのパラダイ
　　ムシフト　7
嗅覚低下　46, 51
　　——の影響　30
球麻痺　61
胸郭可動域訓練　107
局在病変型血管性認知症　67
拒食　22
　　——様症状　27
許容できる食欲低下　32
起立性低血圧　45, 50
筋萎縮性側索硬化症　79
菌交代現象　90
近時記憶　17
筋固縮　42
筋疾患　79

## ●け

ケア　7
経口摂取を行う意義　132
経口糖尿病薬　123
経腸栄養剤　31
頸部前屈位　92
傾眠　24
血管性認知症　57
肩甲骨の内転　107
幻視　40
　　——の影響　48
　　——誘発テスト　40
見当識　8
　　——障害　18

## ●こ

抗うつ薬　113, 114
交感神経　45
抗菌薬　90
口腔ケア　104
口唇傾向　21, 74
抗精神病薬　44, 115
　　──に対する過敏性　43
向精神薬　113
抗てんかん薬　123
後頭葉　41
抗認知症薬　123, 124
抗不安薬　114, 122
誤嚥　53, 86
　　──性肺炎　86
　　──を減らす　91
呼吸理学療法　106
固縮　42
こだわり　73, 78
コリンエステラーゼ阻害薬
　　123, 124

## ●さ

細菌性肺炎　90
サブスタンスP　87
サルコペニア　32
三環系抗うつ薬　114

## ●し

歯科
　　──疾患　26
　　──治療　98
ジギタリス製剤　121
嗜好
　　──の変化　30
　　──への対応　95
時刻表的生活　75
自己の衛生・整容の障害　73
姿勢反射障害　42
失行　19

実行機能の障害　19
失認　12, 18
シプロヘプタジン　123
若年性認知症　71
収縮期血圧　51
重症度イメージと嚥下機能
　　62
集中できない　23
柔軟性の欠如　73
終末期　128
　　──の概念図　129
　　──の食支援　128
消化管運動低下　52
常同行動　75
食行動
　　──の異常　21
　　──の障害　22
食事
　　──環境の変化　27
　　──時の姿勢　92
　　──性低血圧　51
　　──中の立ち去り　78
　　──の温度　94
　　──場面が分からない　22
　　──をとる時間帯　92
食欲
　　──を増進させる薬剤
　　　　120, 123
　　──を低下させる薬剤
　　　　120
食塊形成　95
食器から直接食べる　77
自律神経　45
　　──障害　44
シルベスター法　107
進行性核上性麻痺　80
振戦　42

## ●す

遂行機能障害　57

錐体外路症状　42
吸い飲み　29
睡眠薬　114, 122

## ●せ

精神の硬直化　73
制吐薬　44, 117
咳止め　118
摂取カロリー　105
摂食嚥下リハビリテーション
　　2
舌苔　132
ゼリーを用いて服用　99
セロトニン・ノルアドレナリ
　　ン再取込み阻害薬　114
選択的セロトニン再取込み阻
　　害薬　114
穿通枝　63
前頭側頭型認知症　70
　　──の経口摂取機能の推移
　　　　81
　　──の支持的特徴　73
　　──の中核的特徴　71
前頭側頭葉変性症　70
前頭葉　41, 70, 73
　　──症状　80

## ●そ

増粘剤　96
側頭葉　41, 70
咀嚼　95

## ●た

体軸の捻転　107
体調不良　31
大脳基底核　63
大脳皮質　59
　　──の両側支配　61
唾液中の細菌　104
食べムラ　47

141

食べ物だと分からない　23
食べるペース　76
炭水化物　51

### ●ち
注意障害　12, 18
超高齢社会　6
鎮咳薬　118

### ●て
定型（従来型）抗精神病薬　116
テーブルと椅子　92
テオフィリン薬　121
手づかみ食べ　19
鉄剤　123

### ●と
糖質　51
盗食　21
頭頂葉　41
ドパミン　87
ドレナージ　108
とろみ剤　96
ドンペリドン　53

### ●に
認知機能の変動　39
認知症　8
　　──原因疾患の内訳　16
　　──終末期の肺炎　137
　　──の経過　5
　　──の原因疾患　10
　　──の行動・心理症状　20
　　──の有病者数　8
　　──を伴うパーキンソン病　39

### ●の
脳

──の機能局在　41, 60
──の虚血性変化　65
脳梗塞　59
脳出血　59
脳卒中　59
　　──後の経過　4
　　──の回復期　3
ノンレム睡眠　43

### ●は
パーキンソニズム　42, 115
ハーフ食　103
肺炎を予知する　134
廃用　5
吐き気止め　117
白質　63, 64
　　──病変　11, 64
半固形化　103
反（非）社会的行動　72

### ●ひ
皮質下性血管性認知症　63
皮質型のレビー小体型認知症　54
皮質性血管性認知症　59
皮質性と皮質下性を見分けるポイント　68
ビスホスホネート製剤　122
非定型（新世代型）抗精神病薬　116
一口量の調整　96
非変性疾患　57
非ベンゾジアゼピン系の睡眠薬　114
ビンスワンガー病　64

### ●ふ
副交感神経　45
服薬　99
不潔な口腔　132

不顕性誤嚥　87, 118
フレイル　32
プレガバリン　121
粉末油脂　105

### ●へ
偏食　77
変性性認知症　10
ベンゾジアゼピン系の薬剤　52, 114
便秘　52

### ●ほ
ポジショニングの工夫　92
保続的行動　75

### ●ま行
慢性閉塞性肺疾患　89
看取りを見据えたアプローチ　135
メジャートランキライザー　115
メマンチン　52, 121
免疫機能の向上　106
持ち越し効果　122
模倣行動　72

### ●や行
夜間異常行動　43
薬剤
　　──の血中濃度　121
　　──の有害事象　112
薬剤性
　　──嚥下障害　112
　　──食欲低下　52, 120
有害事象　24, 112
抑うつ　20
四環系抗うつ薬　114
四大認知症　10

## ●ら行

ラクナ梗塞　11, 63

理解力・判断力の障害　20

リクライニング位　28, 93

利用行動　75

レビー小体　38

レビー小体型認知症　38

　　——の経口摂取機能の推移

　　54

　　——の支持的特徴　43

　　——の中核的特徴　39

レボドパ合剤　124

レム睡眠行動障害　43

## ●わ

ワクチン　106

**著者紹介**

# 野原幹司　のはら かんじ

大阪大学大学院歯学研究科 准教授

### ●略　歴
1997 年 大阪大学歯学部歯学科卒
2001 年 大阪大学大学院歯学研究科修了 博士号取得（歯学）
2001 年 大阪大学歯学部附属病院 顎口腔機能治療部 医員
2002 年 大阪大学歯学部附属病院 顎口腔機能治療部 助手（2007 年より助教）兼医長
2015 年 大阪大学大学院歯学研究科 高次脳口腔機能学講座 顎口腔機能治療学教室 准教授

### ●学会役員および専門医
NPO 法人摂食介護支援プロジェクト（http://npo-dhp.org/）理事
日本在宅薬学会 理事
日本摂食嚥下リハビリテーション学会 評議員，学会認定士
日本老年歯科医学会 評議員，認定医，専門医，摂食機能療法専門歯科医
日本静脈経腸栄養学会 認定歯科医
日本口腔科学会 認定医

### ●専門分野
摂食嚥下障害，栄養障害，音声言語障害，睡眠時無呼吸症，口腔乾燥症

認知症患者さんの病態別食支援
－安全に最期まで食べるための道標

2018年7月1日発行　第1版第1刷
2023年6月20日発行　第1版第6刷

著　者　野原 幹司

発行者　長谷川 翔

発行所　株式会社メディカ出版
　　　　〒532-8588
　　　　大阪市淀川区宮原3-4-30
　　　　ニッセイ新大阪ビル16F
　　　　https://www.medica.co.jp/

編集担当　石上純子／鳥嶋裕子

装　　幀　森本良成

本文デザイン　添田はるみ

本文イラスト　くどうのぞみ

組　　版　株式会社明昌堂

印刷・製本　株式会社シナノ パブリッシング プレス

© Kanji NOHARA, 2018

本書の複製権・翻訳権・翻案権・上映権・譲渡権・公衆送信権（送信可能化権を含む）は、（株）メディカ出版が
保有します。

ISBN978-4-8404-6549-6　　　　　　　　　　　　　Printed and bound in Japan

当社出版物に関する各種お問い合わせ先（受付時間：平日9：00〜17：00）
●編集内容については、編集局 06-6398-5048
●ご注文・不良品（乱丁・落丁）については、お客様センター 0120-276-115